SOBRE LA POBREZA DE LA PSIQUIATRÍA

BENEDETTO SARACENO

Sobre la pobreza
de la psiquiatría

Traducción de
Antoni Martínez Riu

Herder

Título original: Sulla povertà della psichiatria
Traducción: Antoni Martínez Riu
Diseño de la cubierta: Gabriel Nunes

© 2017, Derive Approdi, Roma
© 2020, Herder Editorial, S.L., Barcelona

ISBN: 978-84-254-4410-4

Imprenta: QPprint
Depósito Legal: B-15.151-2020
Impreso en España – Printed in Spain

Herder
www.herdereditorial.com

Índice

Introducción

Los diez ensayos que componen este libro han sido escritos a lo largo de muchos años, en distintos momentos de mi vida profesional y personal, pero todos ellos declinan, aunque de diferentes maneras, la misma convicción profunda de que la psiquiatría es una disciplina cuyo constructo epistemológico es muy frágil y cuya dimensión moral es opaca y ambigua: de ahí el capítulo que se refiere a dos tipos de pobreza, la epistemológica y la moral. Los psiquiatras, como bien expresa el idioma francés, *font avec,* o sea, conviven con la psiquiatría, algunos amándola y otros soportándola. Por supuesto, muchos de ellos despliegan un extraordinario trabajo diario al escuchar, acoger y ayudar a sus pacientes. Los muy generosos y dedicados psiquiatras no son, en efecto, los que se ven «mermados» por la pobreza de la psiquiatría, sino que es la arrogancia de la disciplina la que empobrece su acción y degrada a sus más ciegos y obtusos exponentes. Por lo tanto, se trata de diez ensayos no sobre psiquiatras, sino sobre psiquiatría y sus miserias, sus ambigüedades, sus fracasos. Los textos fueron escritos en diferentes momentos: durante mi actividad como juez honorario del Tribunal de Menores de Milán, bajo la presidencia, respectivamente, de Adolfo Beria d'Argentine y Gilberto Barbarito; durante mi actividad como jefe del laboratorio de epidemiología y psiquiatría social del Istituto Mario Negri, en Milán, guiado por el liderazgo de Gianni Tognoni; durante los años de militancia en psiquiatría democrática orientado por el pensamiento y la práctica de Franco Rotelli; o, por último, durante el largo y entusiasta período de dirección del Departamento de salud mental y abuso de sustancias de la Organización Mundial de la Salud (OMS).

Con los años he ido acumulando experiencia, pero también deudas de gratitud hacia personas que, de manera decidida, han influido en la redacción de estos diez ensayos. Se trata de intelectuales de los que he aprendido y con los que he compartido trabajos, como el psicoanalista Giacomo Contri, de Milán; el psiquiatra Franco Rotelli, de Trieste; el epidemiólogo Gianni Tognoni, de Milán; el neuropsiquiatra infantil Leon Eisenberg y el antropólogo Arthur Kleinman, de Harvard; el epidemiólogo argentino Itzhak Levav; el psiquiatra indio Shekhar Saxena; el sudafricano Melvyn Freeman, experto en salud pública; y el sacerdote Virginio Colmegna, de Milán.

Si bien es verdad que los ensayos han sido escritos a lo largo de más de treinta años, también lo es que todos han sido actualizados y reescritos en 2017 porque consideraba, y continúo sosteniendo, que la convicción original sobre la «pobreza de la psiquiatría» sigue siendo actual o, más aún, que atravesamos un clima cultural y político en el que es urgente volver a hacer de esta convicción una razón para la militancia intelectual activa. De hecho, debemos constatar que el gran debate en torno a la existencia/mito/inexistencia de la enfermedad mental, así como en torno a la función normalizadora/terapéutica/represiva de la psiquiatría que ha atravesado con viveza y pasión los años sesenta y setenta, hoy en día ya no existe. La cultura de las neurociencias prevalece, con lo cual, por un lado, alimenta la hegemonía del modelo biomédico, mientras que, por otro, silencia lo extrabiológico como metafísico.

No hay duda de que, al final, la contribución fundamental de las disciplinas epidemiológicas y evaluativas ha introducido con fuerza una cultura de la medicina basada en la evidencia y capaz de cuestionar la medicina que, en cambio, se sustenta en prácticas no verificadas y a menudo inverificables.

Sin embargo, las neurociencias, que constituyen una mirada fundamental hacia el funcionamiento del cerebro, nos han contado pocas cosas acerca de las enfermedades mentales. La psico-farmacología, que constituye una aportación fundamental para la terapia de las enfermedades mentales, utiliza modelos obsoletos de lo normal y lo patológico; de hecho, no ha conseguido progresos significativos en los últimos treinta años. Además, si, por un lado, la medicina basada en la evidencia permite ofrecer tratamientos cuya eficacia se evalúa, por otro corre el riesgo de transformarse en la ideología dominante que coloniza aquellos territorios que más se prestan a su lógica. La medicina basada en la evidencia tiene que evaluar pruebas de intervenciones médicas, pero se arriesga a extenderse de manera impropia al pretender evaluar intervenciones no médicas que tienen que ver con la restitución de derechos negados y con la inclusión social, más que con objetivos terapéuticos.

No obstante, el efecto colateral de ambicionar —aunque de manera legítima y loable— un estatuto más científico de la psiquiatría consiste en el abandono de las grandes cuestiones olvidadas, esto es, aquellas que tienen que ver con la solidez epistemológica de los conceptos de «enfermedad mental» y «tratamiento» de la misma. En otras palabras, las cuestiones en torno a la existencia de la enfermedad y la función normalizadora de la psiquiatría siguen siendo ignoradas, a pesar de ser pertinentes, urgentes y de hallarse irresueltas.

De modo que la dramática fragilidad epistemológica de la psiquiatría permanece inmutable, como inmutable continúa siendo el gran desafío moral a sus prácticas.

La psiquiatría parece estar cada vez más prisionera de falsos dilemas que serían resolubles con una buena dosis de sentido común: biológico *frente a* psicobiológico *frente a* bio-psico-social; psicofármacos *frente a* psicoterapias *frente a* prácticas de inclusión social y rehabilitación psicosocial; hospital psiquiátrico *frente a* hospital *frente a* servicios territoriales. Es decir, falsos dilemas y, al mismo tiempo, un deprimente empobrecimiento de la reflexión y del debate cultural al que corresponde, por desgracia, una hegemonía predominante del modelo biomédico y hospitalario.

Sobre la pobreza de la psiquiatría

Así estaría, por un lado, una psiquiatría *antropo-émica,*[1] que se caracteriza por unas estrategias expulsivas que permiten el rechazo y la exclusión de la enfermedad mental por parte del cuerpo social; y, por otro lado, una psiquiatría *antropo-fágica* que, en cambio, pone en práctica estrategias de inclusión que no solo están destinadas a neutralizar los elementos perturbadores inherentes a la enfermedad mental, sino que actúa para asimilarlos y transformarlos en elementos constructivos del cuerpo social.[2]

El rechazo del modelo de psiquiatría antropoémica, que a primera vista parecería un proceso ya adquirido en nuestra sociedad tolerante y democrática, en realidad no está en absoluto interiorizado por la psiquiatría, pues esta todavía no ha resuelto su relación con el control social y con la exclusión. Y aunque el modelo que se impone es el antropofágico, esto solo puede ser con la hipótesis de que la inclusión de la diversidad (la enfermedad mental, la drogadicción, pero también la pobreza y la inmigración) mantenga asimismo formas de antropoemia, es decir, consienta la creación de cordones sanitarios que señalen en todo caso unos límites visibles y tranquilizadores entre normalidad y diversidad. Por lo tanto, en lugar de estar confinado en el asilo psiquiátrico, el diferente es aceptado aunque «bajo condición», o sea, sigue siendo un vigilado especial, listo para regresar al internamiento (en las «nuevas», pero antiquísimas, residencias para la ejecución de las medidas de seguridad, en las miserables instituciones para

1 D.F. Zullino, J. Harangozo, R. Soulignac y B. Saraceno, «Plaidoyer pour une autre psychiatrie. La psychiatrie anthropophagique», *Swiss Archives of Neurology, Psychiatry and Psychotherapy* 167 (6), 28 de septiembre de 2016, pp. 184-187.

2 En *Tristes trópicos* (Barcelona, Círculo de Lectores, 2019), Claude Lévi-Strauss opone a las sociedades antropo-émicas (vomitadoras de hombres) las sociedades antropofágicas (comedoras de hombres). La antropo-emia permite el rechazo de las personas indeseables que son expulsadas, aisladas, rechazadas, alejadas, recluidas, mientras que la antropofagia, por el contrario, trata de absorber a los indeseables para poder controlar así las fuerzas negativas que habitan en ellos. La inclusión de los indeseables permitiría la neutralización de su negatividad.

En adelante estos términos («antropo-emia», «antropo-fagia» y afines) aparecerán sin guion. *(N. del E.)*

ancianos, retrasados mentales o discapacitados de diversos tipos, así como en los vergonzosos campamentos para inmigrantes y refugiados): el foso permanece y el modelo expulsivo de la psiquiatría antropoémica es remplazado por un modelo antropofágico que, al mismo tiempo, es antropoémico. El cuerpo disciplinario de la psiquiatría permanece, como el arma de los *carabinieri, nei secoli fedele* (fiel a través de los siglos) a la ratio burguesa.

Escribe Franco Basaglia:

el manicomio con su finalidad excluyente y segregadora, en fase precapitalista; la comunidad terapéutica, con relativa liberalización de las relaciones institucionales y enfatización de la recuperación y la rehabilitación, en fase de expansión capitalista. Los Community Mental and Health Centres [...] respuestas institucionales de tipo innovador [...] continúan manteniendo intacta —pese a su aspecto innovador— la funcionalidad de las instituciones para la estructura económica y social de la que son expresión.[3]

Por consiguiente, la institución que hay que desinstitucionalizar no es el edificio del hospital, sino el edificio mismo de la psiquiatría, que siempre y en todas partes reproduce su propia ideología. Estos breves ensayos, no obstante, no son solo una crítica a la psiquiatría; también señalan posibles caminos por los que esta puede superar el *impasse* creado por la propia debilidad teórica que, demasiado a menudo, se transforma en una fuerza práctica opresiva. Superar el *impasse* significa salir de los límites disciplinarios de la psiquiatría bio-psico-médica y aventurarse por esa complejidad del mundo en que vivimos, que no tolera respuestas simples ni simplificadoras.

Ocuparse de la enfermedad significa saber cómo romper el esquema «salud/enfermedad» y aventurarse por la dimensión de

---

3 F. Basaglia, *Scritti II (1968-1980). Dall'apertura del manicomio alla nuova legge sull'assistenza psichiatrica*, Turín, Einaudi, 1982.

lo que el antropólogo estadounidense Arthur Kleinman denomina *social suffering*. Ocuparse del sufrimiento significa confrontarse a ese oxímoron representado por el sufrimiento urbano, es decir, el encuentro entre lo privado y lo íntimo de las historias de cada cual con lo público y lo colectivo de los lugares en los que cada uno habita. Por lo tanto, el desafío está en ser conscientes, atentos y competentes, pero a lo largo de un *continuum* que parte de la escucha y de la clínica individual del paciente y atraviesa territorios cada vez más complejos, y progresivamente más colectivos y sociales, hasta encontrar las contradicciones y los retos de la *polis*. Las respuestas eficaces que están por construir son muchas y requieren acciones directas e indirectas, patrimonios disciplinarios sólidos y, sobre todo, la iniciativa de la curiosidad y la libertad.

Es cierto que la psiquiatría psico-bio-médica no está equipada con este compromiso que combina conocimientos y prácticas clínicas con conocimientos y prácticas de mediación social. Se trata de una mediación entre las necesidades complejas y personales propuestas por los individuos, sus demandas —no siempre inteligibles y homogéneas, pero siempre y en todo caso compuestas en cuanto a resultado de sufrimientos diferentes y heterogéneos (enfermedad, marginalidad, exclusión, pobreza, estigma, discriminación)— y las respuestas —a su vez compuestas en cuanto son resultado de la acción (o inacción) de instituciones y servicios diversos, con mandatos diversos y a menudo descoordinados o incluso conflictivos entre sí.

La psiquiatría no parece capaz ni tampoco deseosa de ponerse en relación con esta complejidad, creyendo de manera errónea que el modelo médico tradicional puede protegerla de la irrupción de los determinantes sociales que perturban no solo la vida de las personas, sino también las certezas terapéuticas. Hemos vivido una época (desde mediados de la década de 1980 en adelante) en la que la psiquiatría se ha vuelto cada vez más fina y especializada en el tratamiento de patologías complejas (diagnóstico doble y triple), la formulación de diagnósticos cada vez más sofisticados

(DSM-IV y luego DSM-5 en un *crescendo* que, sin embargo, siempre presenta los mismos escasos y malos tratamientos), el empleo de medicamentos cada vez más selectivos, aunque luego se rechazan de manera regular en años sucesivos, la especialización de trabajadores psicosociales que aprenden a gestionar traumas y trastornos postraumáticos y a tratar el fracaso escolar y el acceso precoz a las drogas.

Después de este fantástico período de floración de los conocimientos, cómo es posible que los psiquiatras todavía acepten que los pacientes crónicos no tengan alternativas decentes a la institución y que sean enviados a institutos religiosos privados, que de manera habitual los servicios de diagnóstico y cura practiquen la retención física, que los servicios territoriales reproduzcan lógicas asfixiantes y ambulatorias, que las compañías farmacéuticas oculten los datos desfavorables de los productos farmacéuticos que venden, y, por último, que el rigor de las evidencias científicas sea invocado en días alternos, o sea, cuando conviene.

El desafío y la singularidad del modo de actuar en la complejidad del cruce y en los límites de las disciplinas se hallan en promover sentido y subjetividad mediante estrategias e instrumentos clínicos, sociales, organizativos e institucionales; en crear vida y liberación utilizando a menudo como herramientas de trabajo precisamente esas instituciones que en verdad no son vitales ni liberadoras.

Hace unos años, a propósito del difícil trabajo psicosocial, escribía que es «un poco como bailar la samba pilotando un avión a reacción: mantener la gracia y la energía de la samba, pero controlando siempre los mil y un sofisticados instrumentos del aparato».[4] En efecto, como Penélopes incansables, debemos construir y deconstruir aceptando el desafío de una incertidumbre que contiene en sí toda la angustia de lo incierto, pero también toda la riqueza de la transformación y de la innovación.

4 M. Ravazzini y B. Saraceno, *Resistenze urbane*, Milán, il Saggiatore, 2011, pp. 139-147.

Para concluir, quisiera decir que si la intersección entre las *intermittences du coeur* (intermitencias del corazón) y las cruentas heridas de la historia sufridas por cada uno de nosotros, pero también a nivel grupal, pudieran contribuir a revitalizar un sueño colectivo que hace tiempo que parece roto y derrotado, sería más gratificante —y sobre todo más sensato— hacerse marinero, entre los muchos, de una tripulación intrépida.

Quisiera que este libro fuera una contribución a la formación de los marineros más jóvenes de esa valerosa tripulación.

I.
POBREZA «EPISTEMOLÓGICA» Y POBREZA «MORAL»

1. Una disciplina virtual y no siempre virtuosa para una enfermedad real

No deberíamos preguntarnos tanto sobre la existencia ontológica de la enfermedad mental como, mejor, sobre la existencia epistemológica de la psiquiatría médica.

La duda acerca de la existencia y consistencia del marco teórico de la psiquiatría será legítima en la medida en que admitamos que se trata de una disciplina médica que, aun conociendo con bastante detalle la normalidad, en especial la anatomo-fisiopatología del cerebro *(brain),* no conoce, sin embargo, la normalidad ni la patología de la mente *(mind).* Como se supone que la psiquiatría cura las enfermedades mentales, esta se ve obligada a fundar su propia acción en un saber muy parcial e insuficiente.

Las neurociencias, la neuropsicología de las funciones superiores y la psicología experimental nutren el conocimiento del sistema nervioso central normal y patológico, pero no definen la «normalidad» ni la «patología» de las actividades mentales, afectivas y cognitivas complejas. La psiquiatría suple esa ignorancia con la construcción de modelos que no se han verificado o que se hallan mal verificados a nivel experimental. En otras palabras, las neurociencias y la neuropsicología son disciplinas que ofrecen potentes instrumentos descriptivos, pero debilísimos instrumentos transformadores, de modo que, en el mejor de los casos, los modelos interpretativos y de intervención de la psiquiatría siguen procedimientos heurísticos y, en el peor, constructos metafísicos.

Podríamos decir que la sustancial ausencia de modelos de normalidad psicológica y biológica, la inexplicable y gran heterogeneidad de los resultados de los tratamientos, la prevalencia de la influencia de las variables de contexto (y no de las clínicas) como factores explicativos de la evolución favorable o desfavorable de las enfermedades, o la fallida evolución significativa de los tratamientos en los últimos cincuenta años son elementos que sugieren la hipótesis de una débil relación causal entre tratamientos médicos y resultados. Más en general, hay un dramático hiato entre la psiquiatría —entendida como conjunto de hipótesis, modelos, interpretaciones, medios de diagnóstico, tratamientos e historias naturales de las enfermedades mentales que parecen moverse, evolucionar, mejorar, empeorar con cierta independencia de los tratamientos biomédicos— y una cierta y significativa dependencia de intervenciones extramédicas y de variables extraclínicas.

Existe un diagnóstico sofisticado que sigue árboles de decisión bien articulados, pero, en realidad, ningún servicio psiquiátrico se sirve de ellos o bien solo se utilizan en cuanto se los considera necesarios a partir de las condiciones reales de trabajo, de la organización del servicio, del paciente, etc. La mayoría de los psiquiatras entrevistados (a este respecto, hay una ilimitada bibliografía probatoria en este sentido) declara adoptar, por ejemplo, un sistema de diagnóstico que es una mezcla de convencimientos personales, hábitos culturales locales y diagnósticos estandarizados; el fin último consiste en atribuir al paciente la pertenencia a una categoría sustancialmente «burda», aunque útil, no obstante, para determinar un comportamiento terapéutico y, en raras ocasiones, para formular pronósticos (prognosis). El diagnóstico real y el diagnóstico ideal son muy diferentes, a menos que luego se recurra al segundo cuando, con «toda la pompa», el mismo psiquiatra decida abandonar la panoplia de su trabajo real y asumir la de su comunidad científica de pertenencia, de modo que, como por arte de magia, todos sus pacientes puedan tener un diagnóstico detallado y formalizado.

Asimismo suceden cosas parecidas en los tratamientos farmacológicos: todos, o muchos, conocen las conductas farmacológicas racionales, pero, en la realidad, son poquísimos los que las siguen. Las prescripciones «reales» apenas resultan defendibles desde el punto de vista de la racionalidad farmacológica (asociaciones de fármacos perfectamente idénticos, pero con nombres comerciales distintos; recetas de farmacia manifiestamente inútiles; dosis simbólicas, etc.); también en este caso pueden darse factores de confusión generados «en el» contexto práctico (convencimientos personales, dinámicas interactivas con el paciente o los familiares, garantías al personal paramédico) que toman el control y crean una farmacología real que tiene poco que ver con la de manual. Y aún más: los contextos o ámbitos *(settings)* psicoterapéuticos reales no son los ideales en cuanto que las auténticas condiciones de trabajo de los servicios no permiten la realización de esas condiciones recomendadas. Además, como es obvio, no solo se trata de contextos «físicos», sino también de los escenarios emocionales en los que se actúa. Si se pregunta a los seguidores de una escuela de rehabilitación en qué medida siguen de manera fiel los protocolos de intervención recomendados, la respuesta casi siempre es: «hemos "adaptado" algunas estrategias del modelo», o bien «utilizamos "en parte" sugerencias conductistas, pero muchos de nosotros, de formación psicodinámica, han introducido "también"».

Lo que queremos enfatizar en estas páginas es la distancia que hay entre modelos y técnicas, por un lado, y su aplicación, por otro. Lo que nos interesa no es invocar una mayor adhesión de la práctica a la teoría contra el uso pragmático y «ajustado» de los modelos. Al contrario, lo relevante, desde un punto de vista teórico, reside en constatar la razón por la cual en psiquiatría la influencia de los factores de confusión generados por la realidad «desgasta» las técnicas y los modelos y «crea» otros de tipo operativo que, de hecho, son objetos desconocidos y no descritos.

Los factores de confusión son mucho más potentes que los modelos, y mucho más influyentes y clamorosos que cualquier técnica. Se prescribe de más y mal porque, «de lo contrario, los enfermeros se rebelan»; se hacen diagnósticos aproximativos «porque un mayor detalle no sirve para nada», etc., es decir, motivaciones nobles o a menudo menos nobles, sensatas o irracionales, justificables y positivas o injustificables y negativas. Pero eso no importa; lo que importa es que «la historia natural de la enfermedad» no encuentra modelos y técnicas, sino «historias naturales de servicios», o sea, constelaciones de conductas que son el resultado de variables conectadas con el paciente, su familia, el servicio y su organización. En un ensayo mío de hace más de veinte años, ilustraba este hiato entre intervenciones y resultados utilizando una figura (véase a continuación), que recuerda a una mariposa.[1]

Distribuimos sobre una recta (A) un cierto número de pacientes y sobre una recta paralela (B) los correspondientes diagnósticos (si utilizamos toda la gama de posibles diagnósticos tendremos algunos pacientes que presenten el mismo). Además, distribuimos: sobre otra recta paralela (C), todos los modelos y técnicas existentes en el mercado de la psiquiatría; sobre otra paralela (D), todas las intervenciones reales que se realizan para los pacientes reales; y, por último, sobre una última recta (R), todos los resultados posteriores que podamos observar para la población de pacientes descrita por los diagnósticos puestos en la primera recta. Los pacientes (identificados por los diagnósticos) estarán expuestos (dependiendo de los servicios que los asumen para la cura) a los modelos y técnicas de tratamiento declarados, muy heterogéneos; también será así para los pacientes que tengan el mismo diagnóstico, aunque diferentes servicios que los curan, porque no hay una lógica según la cual quien tiene un diagnóstico determinado debe recibir una estrategia de tratamiento concreta. Así pues, debemos preguntarnos: si las técnicas «declaradas» no coinciden con lo que de verdad se ofrece (que, en realidad, es muy parecido entre servicio y servicio), y si los resultados pare-

---

1 B. Saraceno, *La fine dell'intrattenimento*, Milán, Etas, 1995 [trad. cast.: *El fin del entretenimiento. Manual de rehabilitación psiquiátrica*, Madrid, Asociación Española de Neuropsiquiatría, 2015].

cen depender de determinantes sustancialmente independientes de los diagnósticos formales, de las declaraciones del empleo de unas técnicas o de la pertenencia a unos modelos, ¿de qué depende entonces que, pasado un tiempo, un paciente esté mejor, peor o igual que antes? O sea, ¿cuáles son las variables que de verdad determinan los resultados? ¿No serán quizá variables poco o nada conocidas las que en realidad desempeñan un papel determinante sobre los resultados?

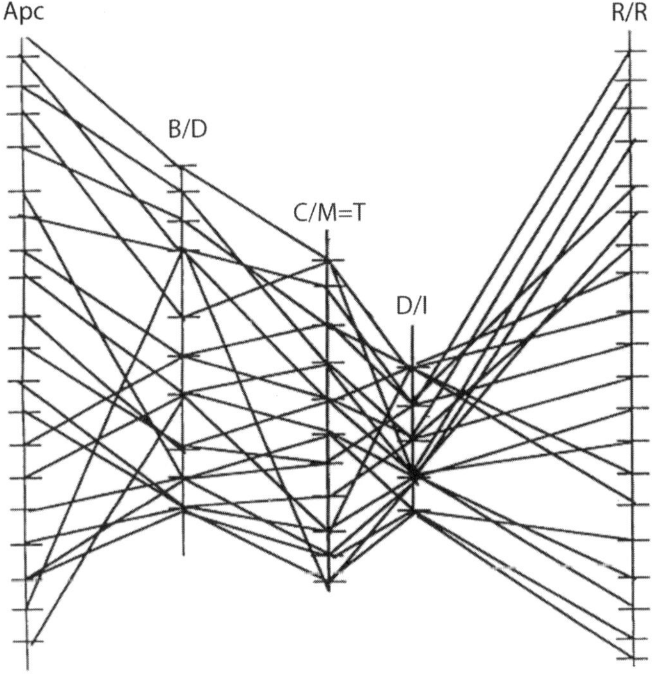

Pc =   pacientes
D =   diagnósticos
M-T = modelos/técnicas
I =   intervenciones reales
R =   resultados

«En la práctica», los pacientes expuestos de manera heterogénea (línea c) a los tratamientos más diversos (declarados) recibirán tratamientos que, en cambio, se distribuyen sobre una línea mucho más corta (línea D), ya que los tratamientos reales que reciben (con independencia de la riqueza de las técnicas declaradas y a las cuales los pacientes «deberían» estar expuestos) son pocos, son siempre los mismos y son muy repetitivos (hospitalización, medicinas, entrevistas, programas de socialización). Al final, constataremos que los resultados son muy heterogéneos (línea R) y, en apariencia, casuales: en efecto, si asumimos como variables explicativas los diagnósticos (B), los modelos y las técnicas a las que deberían estar expuestos los pacientes (C), así como los tratamientos reales que reciben (D), observaremos que los resultados son independientes de las variables consideradas.

Sobre esta ausencia de especificidad de la psiquiatría debemos razonar para entender cómo entrar en relación con las variables reales que cambian las vidas reales de personas reales. Ciertamente, muchas variables relacionadas con las intervenciones ofrecidas son relevantes para la evolución del paciente, pero es probable que no sean las variables que se refieren a las modalidades técnicas de las intervenciones individuales, sino más bien a aquellas que representan los escenarios globales en los que se ejecutan las intervenciones y que describen las características no solo clínicas, sino sobre todo situacionales del paciente.

Además, también debemos reconocer que la ausencia —o la significativa insuficiencia— de tratamientos biomédicos para los trastornos mentales (fenómeno observado de manera habitual en países de renta baja en los que la poca disponibilidad incluso de los fármacos más comunes es una situación frecuente) no parece tener un impacto relevante sobre la prevalencia de los trastornos (bastante similares en cualquier contexto).

Sin embargo, y aunque se hayan difundido formas de tratamiento sustitutivo del biomédico (terapias alternativas, sostén espiritual y religioso, apoyo de la comunidad), mientras en el caso de las enfermedades somáticas la ausencia (sustituida) de tratamientos alopáticos somáticos (fármacos, cirugía, radioterapia) tiene efectos tangibles y mensurables sobre los resultados que son desfavorables, en el caso de las enfermedades mentales ese impacto negativo de la ausencia de tratamientos biomédicos (que son sustituidos por otros diferentes) no parece tener un impacto igual de significativo sobre los resultados clínicos.

La fragilidad epistemológica de la psiquiatría biomédica es más evidente si se observa de cerca la cuestión de los tratamientos psicofarmacológicos, del uso racional de los fármacos psicotrópicos y del recurso variable a la medicina basada en la evidencia (según conveniencias, cuanto menos, sospechosas). Ante todo, el universo opaco de la *Big Pharma* (la gran industria farmacéutica) es un componente esencial de la cultura y de la práctica terapéutica de la psiquiatría. La industria farmacéutica domina algunos sectores de la medicina e impone opciones terapéuticas con la complicidad de los prescriptores, de manera inconsciente unas veces y consciente otras. Por otra parte, el poderío de la industria farmacéutica es tal que no sorprende que invierta ingentes cantidades de capital en crear consenso e influir en las decisiones prescriptivas.

En Estados Unidos el gasto real para *marketing* de la *Big Pharma* pasó de 11 400 millones de dólares en 1996 a 29 900 millones de dólares en 2005 y el gasto en publicidad directa al consumidor (donde estuviera permitida) creció un 330 % de 1996 a 2005.

La *Big Pharma* gasta mucho más en *marketing* que en investigación y, por lo tanto cuando, frente a la exigencia de bajar los precios de los medicamentos aún protegidos por la patente, la industria usa el argumento de la amortización de los costes para la investigación de nuevos fármacos para así justificar la imposibilidad de reducir los precios, miente. En 2013, la empresa Johnson & Johnson gastó 17 500 millones de dólares en *marketing,* frente a los 8 200 millones que invirtió en investigación y desarrollo de nuevas moléculas. Otro caso es el de Pfizer, que frente a 11 400 millones de dólares gastados en *marketing,* desembolsó 4 800 millones menos en investigación; o el de AstraZeneca, que tuvo un gasto de 4 300 millones en investigación, pero de 7 300 millones en *marketing.*

I. Pobreza «epistemológica» y pobreza «moral»

Los resultados de esta poderosa campaña de mercadotecnia son palpables. En Francia (el país con el mayor consumo de psicofármacos del mundo), entre las treinta moléculas más vendidas están los hipnoinductores de zolpidem y zopiclona, el ansiolítico alprazolam, el antidepresivo paroxetina; además, algunos fármacos, a pesar de no figurar entre los más vendidos en este país, en términos de «unidades», se encuentran entre los más rentables debido a su elevado precio, como es el caso del antidepresivo escitalopram y de los antipsicóticos risperidona y aripiprazol.

Por consiguiente, los psiquiatras recetan mucho y a menudo recetan muy caro. Debemos preguntarnos hasta qué punto la lógica de este inmenso mercado global afecta la lógica que debería caracterizar el comportamiento terapéutico de los psiquiatras. Por supuesto, no son lógicas que persigan los mismos intereses y, por lo tanto, hay, o puede haber, un conflicto de intereses entre la industria y los psiquiatras. En estos últimos veinte años, la industria no se ha distinguido por la transparencia ni por un sentido de la responsabilidad hacia el bien público (la salud de los pacientes y los costes para los sistemas públicos, cualesquiera que sean, que adquieren los fármacos). Ante todo, la información del *marketing* minimiza u omite datos acerca de los efectos secundarios, o bien exagera la eficacia: Eli Lilly fue condenada por el fármaco Strattera (atomoxetina) a causa de *false or misleading advertisement* (publicidad falsa o engañosa); la Pfizer fue condenada por Zoloft (sertralina) a causa de omitir información sobre los riesgos de suicidabilidad.

Erick H. Turner y varios colegas[2] escribieron lo siguiente, en el prestigioso e independiente *The New England Journal of Medicine,* a propósito de los estudios clínicos controlados sobre antidepresivos:

2 E.H. Turner, A.M. Matthews, E. Linardatos, R.A. Tell y R. Rosenthal, «Selective Publication of Antidepressant Trials and Its Influence on Apparent Efficacy», *The New England Journal of Medicine* 35 (17 de enero de 2008), pp. 252-260.

1. *Una disciplina virtual y no siempre virtuosa para una enfermedad real*

> Hemos encontrado un sesgo *(bias)* en lo que concierne a la publicación de resultados positivos. No solo los resultados positivos tienen más probabilidades de ser publicados, sino que estudios que no mostraban resultados positivos se publicaban a menudo comunicando un resultado positivo. [...] La selección de los estudios priva a los investigadores de aquellos datos precisos que necesitan para poder estimar la dimensión real de los efectos. [...] Manipulando la relación beneficio-riesgo de los fármacos, la selección de los estudios publicados puede llevar a los médicos a recetas inapropiadas que van en contra del interés del paciente y de la salud pública.[3]

A partir de la década de 1980, los fármacos antidepresivos —conocidos como «inhibidores selectivos de la recaptación de la serotonina»— empezaron a constituir una verdadera y auténtica «gallina de los huevos de oro» para la industria farmacéutica; esto explica la falta de escrúpulos de dicha industria a la hora de financiar estudios clínicos controlados, cuyos resultados se ajustaban para exaltar los beneficios y disminuir los riesgos. Como es obvio, investigadores y clínicos se han prestado a tales manipulaciones, a pesar de las admirables pero desoídas llamadas al rigor científico y al interés de la salud pública lanzadas por algunos investigadores a lo largo de los años y fundadas, asimismo, en estudios alternativos, cuidadosas revisiones de la bibliografía y metaanálisis rigurosos.[4]

> Los metaanálisis de los fármacos antidepresivos muestran beneficios modestos comparados con los tratamientos con placebo. [...] Las diferencias en eficacia antidepresiva entre fármaco

---

3 *Ibid.*

4 El término «metaanálisis» es utilizado por los epidemiólogos y los estadísticos para indicar un conjunto de métodos estadísticos que integran los resultados de diferentes estudios clínicos, con el fin de obtener conclusiones más sólidas que las extraídas a partir de cada estudio concreto.

y placebo crecen como función de la gravedad inicial, pero son relativamente modestas incluso en pacientes con depresión severa. La relación entre gravedad inicial y eficacia antidepresiva debe atribuirse más a la disminuida respuesta al placebo de los pacientes más graves que a la respuesta aumentada al fármaco.[5]

Tras los «nuevos» antidepresivos vinieron los «nuevos» antipsicóticos, los llamados «atípicos» para distinguirlos de los antipsicóticos tradicionales, cuyas cabezas de serie son el haloperidol y la clorpromazina. Los antipsicóticos atípicos irrumpieron en el mercado despertando muchas esperanzas para lograr incidir no solo en los síntomas llamados «positivos» de las psicosis, o sea, los delirios y las alucinaciones, sino también en los síntomas «negativos», es decir, los responsables de prestaciones cognitivas y efectivas disminuidas de muchos pacientes. Después de los primeros años de entusiasmo, así como de las increíbles presiones procedentes de la industria, comenzaron las primeras críticas, gracias a la suficiente acumulación de datos. Peter Tyrer y Tim Kendall,[6] dos respetadísimos y prestigiosos investigadores británicos, emitieron en 2009 una dura sentencia a propósito de los antipsicóticos atípicos: «Como grupo no son más efectivos, no mejoran síntomas específicos, no tienen un perfil de efectos secundarios que sea tan diferente en comparación con los antipsicóticos de primera generación y son menos costo-efectivos».[7] Una sentencia que confirmaba todo lo escrito, casi diez años antes, con coraje y, sin lugar a dudas, a contracorriente, por John Geddes y su equipo:[8]

---

5 I. Kirsh, B.J. Deacon, T.B. Huedo-Medina, A. Scoboria, T.J. Moore y B.T. Johnson, «Initial Severity and Antidepressant Benefits: A Meta-Analysis of Data Submitted to the Food and Drug Administration», PLOS *Medicine*, 26 de febrero de 2008.

6 P. Tyrer y T. Kendall, «The spurious advance of antipsychotic drug therapy», *The Lancet* 373 (9657), 5 de diciembre de 2008, pp. 4-5.

7 *Ibid.*

8 J. Geddes, N. Freemantle, P. Harrison y P. Bebbington, «Atypical antipsychotics in the treatment of schizophrenia: Systematic overview and meta-regression analysis», PMC 321 (7273), 2 de diciembre de 2000, pp. 1371-1376.

1. Una disciplina virtual y no siempre virtuosa para una enfermedad real

No hay ninguna evidencia clara de que los antipsicóticos atípicos sean más efectivos o mejor tolerados que los antipsicóticos tradicionales. Estos últimos se utilizan rutinariamente al comienzo de un tratamiento de un episodio esquizofrénico, a no ser que el paciente no haya respondido a este tratamiento con anterioridad o haya mostrado efectos extrapiramidales[9] inaceptables.[10]

Otro grupo de enfermedades que prometen ser cada vez más un extraordinario recurso para la industria farmacéutica son las demencias y, en especial, la enfermedad de Alzheimer, que aumenta de manera progresiva al alargarse la esperanza de vida en los países de rentas altas y medias. Pero, también en este caso, la industria ha cometido muchas incorrecciones, como lo demuestra el famoso caso del Rofecoxib, un fármaco que debería retrasar la progresión del Alzheimer.

El gran neuropsiquiatra infantil, investigador y activista de los derechos humanos Leon Eisenberg[11] escribía que:

La Merck ha mantenido bajo control de manera sistemática los datos referibles a la mortalidad debida a su fármaco Rofecoxib, que se supone que frena la progresión de la enfermedad de Alzheimer. Merck ha puesto el nombre de profesores

9 Los «efectos extrapiramidales» son manifestaciones relacionadas con alteraciones del sistema extrapiramidal debidas a enfermedades como la enfermedad de Parkinson o a medicamentos como los antipsicóticos neurolépticos. Estas manifestaciones consisten en hipocinesia, o sea, ausencia o escasez de movimientos, tanto voluntarios como involuntarios, e hipercinesia, esto es, movimientos bruscos, irregulares, descompuestos, sin rumbo, contracciones musculares rápidas, que reproducen un movimiento estereotipado y temblores.

10 J. Geddes *et al.*, «Atypical antipsychotics in the treatment of schizophrenia: systematic overview and meta-regression analysis», *op. cit.*

11 L. Eisenberg, «Psychiatry and human rights: welfare of the patient is in first place, Acceptance speech for the Juan Jose Lopez Award», *Psychiatria Danubina* 3 (21 de septiembre de 2009), pp. 266-275 (Discurso de aceptación del Premio Juan José López Ibor en el Congreso Mundial de Psiquiatría, Praga, República Checa, 2009).

universitarios en artículos científicos escritos por empleados de la empresa.[12]

Ahora podemos decir algo al respecto que quizá resulte banal y obvio: la industria farmacéutica tiene un interés poco transparente al invertir en el mejoramiento de la capacidad de prescriptiva de sus clientes, es decir, el uso racional de los fármacos no siempre coincide con los intereses de quien los produce y los vende. Esta obviedad se confirma por el hecho de que

> las compañías farmacéuticas no tienen presupuestos dedicados a la educación; tienen presupuestos asignados a la comercialización y de estos sacan los fondos para actividades educativas. [...] Las actividades de Capacitación Médica Continua financiadas por las industrias farmacéuticas representan un caso en el que el zorro no solo es el guardián del gallinero, sino que incluso vive dentro.[13]

Este duro sarcasmo no proviene de una asociación de consumidores particularmente radical y agresiva, sino del *past editor in chief*[14] de uno de los periódicos médicos más prestigiosos y respetados, el ya mencionado *The New England Journal of Medicine*, que tampoco deja de criticar a los médicos que prescriben:

> Es fácil echar la culpa a la industria farmacéutica. [...] En el fondo, los defensores siempre pueden decir que, a pesar de las transgresiones legales, la industria, en definitiva, hace su trabajo, o sea, promueve los intereses de sus accionistas. [...] Pero los médicos, las escuelas de medicina y las organizaciones profesionales no tienen esta excusa.[15]

---

12 *Ibid.*

13 M. Angell, «Big Pharma, Bad Medicine», *Boston Review*, 1 de mayo de 2010.

14 *Ibid.*

15 *Ibid.*

Los resultados de esos clamorosos conflictos de intereses se hallan dramáticamente omnipresentes: basta pensar que hasta 170 patrocinadores del DSM-IV («la biblia» estadounidense utilizada a nivel internacional para formular diagnósticos psiquiátricos) tienen enlaces de colaboración con la industria farmacéutica.

Al principio de este capítulo hemos mencionado que la fragilidad epistemológica de la psiquiatría biomédica es especialmente evidente si se observa de cerca la cuestión de los tratamientos psicofarmacológicos. En efecto, ahí hay una paradoja importante, ya que, aunque estos tratamientos representan la estrategia terapéutica principal (y a menudo la única) puesta en práctica por los psiquiatras, estos, aceptando la presión e interferencia de los intereses de la industria, consienten su propia deseducación farmacológica, el uso irracional de los psicofármacos y, en suma, que sus comportamientos terapéuticos no se orienten por las evidencias científicas. En otras palabras, la psiquiatría ni siquiera parece capaz de honrar las reglas de su insuficiente y ausente paradigma biomédico. Por lo tanto, el desastre es doble: por una parte, al promover el modelo biomédico y su intrínseca fragilidad y parcialidad y, por otra, al negar al mismo tiempo las reglas de este, que deberían ser las de la medicina basada en la evidencia. Si la industria influye en los prescriptores, distorsiona la información y manipula la investigación con la connivencia de los psiquiatras, ¿cómo pueden estos apelar a la lógica estricta de la medicina basada en la evidencia? Sobre todo teniendo en cuenta que, pese a sus obvios límites de comprensión de la enfermedad mental y la acción en lo que concierne a las enfermedades mentales, esta debería ofrecer, no obstante, un flanco de rigor y fiabilidad, por lo menos en el campo de la prescripción psicofarmacológica.

Pero no. Demasiado a menudo la cultura psicofarmacológica está ausente o es insuficiente en los psiquiatras.

En efecto, estos tienen una escasa capacidad de «leer» de un modo crítico y competente la bibliografía científica psicofarmacológica. Pocos son los psiquiatras clínicos capaces de comprender si un protocolo experimental (por ejemplo, un estudio clínico controlado y aleatorizado) está diseñado para maximizar los resultados positivos y minimizar los negativos. Con frecuencia, lectores insuficientemente «críticos» no captan que una diferencia a favor de un medicamento respecto de otro de control se debe a las altas dosis del fármaco en promoción y a las dosis demasiado bajas del fármaco de control. Y aún más: un fármaco destinado a ser usado por sujetos de edad avanzada se prueba en sujetos jóvenes para minimizar el riesgo de que aparezcan efectos secundarios. También el hábito de comparar un medicamento nuevo con el placebo y no con el medicamento más efectivo existente en el mercado representa un modo de evitar comparaciones desfavorables y obtener resultados positivos (¡contra el placebo!). Son muchas las posibles distorsiones o deficiencias de un estudio experimental que pueden, por lo tanto, no ser captadas por un lector no preparado, aunque bien intencionado: ¿es adecuada la muestra de pacientes utilizada para probar un fármaco? ¿Es adecuado el tiempo de observación experimental de los efectos del fármaco? A menudo los clínicos no saben responder a estas preguntas básicas y esto los convierte en consumidores hipócritas de información científica o pseudocientífica. Por último, el lector crítico y competente debería tener siempre la capacidad (quizá baste el sentido común) de comprender que los objetivos alcanzados por un medicamento no siempre son relevantes de verdad para el paciente, es decir, son «mejoramientos» de parámetros que, aunque modificados «de manera favorable» por el fármaco, no necesariamente corresponden a un mejoramiento real. Se trata de los llamados *surrogate end-point* (objetivos sucedáneos o artificiales). Imaginemos un gato en el techo de una casa, en una noche oscura, que percibe que la noche es oscura; si colocamos una pequeña vela en el techo podremos, con un potente medidor de la luz ambiental, determinar un «mejoramiento» de la luminosidad, que, sin embargo, no será percibido por el gato, que continuará viendo que la noche sigue siendo oscura.

En 1999 se celebró en Hamburgo uno de los congresos periódicos de la World Psychiatric Association (WPA); allí me encontré con un viejo amigo psiquiatra que venía de un país muy pobre y que también era militante convencido de la causa pública y, por lo tanto, vivía del modesto salario de funcionario del Ministerio de Sanidad de su país. Siempre me había hablado de su pasión por la psicofarmacología e intentaba, dentro de los límites de los escasos recursos disponibles en su país, estar al día y estudiar. Se lo veía un poco aturdido en aquel clima de feria que caracteriza a los congresos mundiales de la WPA: *stands* que ofrecían tentempiés y muestras de psicofármacos, glorietas donde alguna casa farmacéutica invitaba a un *karaoke,* toneladas de folletos *(dépliant)* y material educativo y publicitario sobre medicinas, etc. Mi amigo intercambió pocas palabras conmigo; básicamente, se lamentaba del frío y del hecho de que no iba equipado para defenderse del clima de Hamburgo. Me preguntó en qué hotel me hospedaba y le di el nombre.

Por la noche encontré este breve mensaje que dejó para mí:

Estimado Benedetto, te escribo para pedirte un favor. Aquí me han dado unos cupones para comer y cenar y una invitación para una gran fiesta el jueves por la noche: se trata de un paquete de regalo de la industria farmacéutica XXX. ¿Podrías ayudarme a devolver los cupones y, en su lugar, recibir un descuento para comprarme el texto de Goodman y Gilman? Me encantaría tenerlo, pero no puedo permitírmelo (ya conoces la modestia de nuestros salarios, por lo que, cuando viajamos por el Primer Mundo, ¡no valen ni siquiera el pipí de un perro!). Tu amigo.

Mi amigo, con una ingenuidad conmovedora, se preguntaba si todos aquellos bonos para almuerzos, cenas y fiestas que le proporcionaba la compañía farmacéutica no podrían cambiarse por un texto clásico y fundamental de psicofarmacología: el legendario «Goodman y Gilman». Por supuesto, el psiquiatra amigo y colega era muy ingenuo, pero su breve mensaje denunciaba el escándalo del *marketing* y requería para él instrumentos adecuados de capacitación. *Rara avis* quizá, pero esto indica que existe la posibilidad de promover una educación de alto nivel en psicofarmacología y, tal vez, como el pequeño David, oponerse al Goliat de la *Big Pharma,* porque, en palabras del ya mencionado León Eisenberg, «la oferta de atención médica no es un evento legal o fiscal, sino una transacción moral».[16]

Esa falta de «transacción moral» es demasiado frecuente y por eso socava el ya frágil constructo epistemológico de la psiquiatría médica.

La fragilidad de la psiquiatría médica reside fundamentalmente en el desconocimiento de la primacía cognoscitiva de la experiencia del enfermo. La experiencia no es otra cosa, según Ronald D. Laing,[17] que experiencia de la evidencia, pero lo que constituye «mi» experiencia de «mi» evidencia no puede convertirse en la ratio para experimentar la evidencia del otro: mi evidencia no me permite conocer la del otro, entre otras cosas porque la experiencia que tengo del otro es parte de la que el otro tiene de mí. Las ciencias naturales se han interesado siempre por uno solo de los polos de esta interexperiencia e, ignorando la experiencia del otro, no han permitido la interacción entre observador y observado, entre los otros y yo, sino que han producido una acción contrapuesta a la interacción y, por lo tanto, violencia sobre el otro. La tradición de la crítica a la objetivación del otro a través del método de las ciencias naturales nace mucho antes de R. D. Laing, con Karl Jaspers, Ludwig Binswanger o Maurice Merleau-Ponty, y todavía constituye la hipótesis teórica más sólida sobre el constructo de la psiquiatría médica. No es

---

16 L. Eisenberg, «Psychiatry and human rights: welfare of the patient is in first place. Acceptance speech for the Juan Jose Lopez Award», *op. cit.,* pp. 266-275.

17 R.D. Laing, *La politica dell'esperienza e L'uccello del paradiso*, Milán, Feltrinelli, 1968 [trad. cast.: *La política de la experiencia. El ave del paraíso*, Barcelona, Grijalbo, colección «Crítica», ²1978].

la intención de este breve capítulo ahondar en tan complejo debate, sino, simplemente, levantar acta de la doble derrota de la psiquiatría médica que, por un lado, adopta una mirada objetivadora (con las consecuencias de negar la plena ciudadanía a la experiencia de la enfermedad) y, por otro, traiciona las normas propias de esa mirada (la medicina basada en la evidencia). O sea, científicos y chamanes a días alternos.

2. Aporías del diagnóstico psiquiátrico y políticas de salud mental

El diagnóstico psiquiátrico no tiene que ver con la experiencia de la persona a la que se diagnostica. Básicamente, se trata de un proceso de denominación que confirma la separación entre psiquiatría y sufrimiento del paciente psiquiátrico; no es un «puente» que favorece el encuentro, sino una «cuchilla» que lo hace imposible. El diagnóstico transforma la experiencia del sufrimiento en un código verbal, un lugar reconocible solo por el psiquiatra, pero inaccesible (y sustancialmente irrelevante) para el paciente.

Pero ¿por qué es tan importante el diagnóstico? En medicina, desde las primeras ideas fundamentales de Claude Bernard,[1] hacer diagnósticos significa sobre todo perseguir dos objetivos: saber *qué hacer* y saber *cómo va a acabar*, es decir, hacer terapia y saber hacer prognosis.

En realidad, el diagnóstico psiquiátrico no suministra respuestas a ninguna de las dos preguntas en cuanto son los «síntomas» y no su organización en una categoría diagnóstica los que guían el tratamiento; las evoluciones a lo largo del tiempo de las historias individuales de diagnósticos iguales son tan heterogéneas que no permiten generalizar los pronósticos. El diagnóstico psiquiátrico no permite saber qué hacer y ni siquiera predecir cómo evolucionará la enfermedad.

---

1 Claude Bernard (1813-1878), médico y fisiólogo francés, es considerado el fundador de la medicina experimental.

El diagnóstico desempeña, más bien, una función de etiquetado (de estigmatización) del paciente, a la vez que asegura la unidad y la especifidad de una disciplina desunida y pobre de identidad. El clásico artículo de Phil Brown «The name game: toward a sociology of diagnosis»[2] (El juego del nombre: hacia una sociología del diagnóstico) muestra la función ideológica del diagnóstico como producto de la cultura hegemónica de la psiquiatría biomédica y como instrumento de control social. Brown analiza varios ejemplos sacados de la historia de la psiquiatría, de los que emerge con claridad la variabilidad de los conceptos de «enfermedad» y «diagnóstico», así como las correlaciones obvias con la necesidad de control social de la clase dominante (a principios de siglo, por ejemplo, las mujeres independientes que trabajaban como obreras, eran sexualmente activas y no estaban incluidas en un contexto familiar; «en consecuencia», se las diagnosticaba como «psicopáticas»). El diagnóstico sirve para mantener esa unidad y esa identidad médicas, peligrosamente cuestionadas por otros saberes y otras figuras profesionales (pensemos en los saberes de orientación psicológica o sociológica).

Es evidente que esta necesidad del diagnóstico que podríamos definir como «ideológico» no agota la compleja exigencia que supone el hecho de clasificar las enfermedades mentales. Como sintetiza de manera acertada el psiquiatra australiano Gavin Andrews:[3] la necesidad de comunicación entre los diferentes niveles profesionales y los distintos niveles de asistencia sanitaria, la cada vez mayor sofisticación de los estudios de eficacia que comparan tratamientos farmacológicos o no farmacológicos y, en suma, los complejos problemas administrativos y de seguros relacionados con el reembolso de los gastos sanitarios, conforman tres razones decisivas que justifican la necesidad de una clasifica-

2 P. Brown, «The name game: toward a sociology of diagnosis», *The Journal of Mind and Behaviour* 11 (1990), pp. 385-406.

3 G. Andrews, «The changing nature of psychiatry», *Australian & New Zealand Journal of Psychiatry* 25 (1991), pp. 453-459.

ción diagnóstica. Por lo tanto, delimitados por la «necesidad de diagnosticar» se encuentran tanto los motivos ideológicos (en el peor sentido del término) como los motivos cognitivos que, aunque tampoco se hallan libres de condicionamientos ideológicos, representan exigencias difícilmente eludibles.

Pero, para investigar, ¿es necesario categorizar mediante diagnósticos a los sujetos que se quiere estudiar? La respuesta afirmativa no resulta tan obvia como podría parecer a primera vista. No hay duda de que las grandes categorías diagnósticas pueden desempeñar una función de reagrupación, si bien algo simplista, de aquellas personas que presentan síntomas comunes, o sea, parecidos, pero que no necesariamente tienen problemas, contextos, historias personales u oportunidades similares. Además, la evaluación de un servicio psiquiátrico también implica el conocimiento de las poblaciones de pacientes que son tratadas por dicho servicio y que, por lo tanto, puede provocar que sea necesario un cierto grado de reagrupamiento diagnóstico. Sin embargo, existen numerosos ejemplos de estudios epidemiológicos sobre servicios que ignoran el diagnóstico y usan otras variables, como los síntomas o el grado de discapacidad, o también que describen los caminos institucionales de las personas (ser un «caso nuevo» o ser un «caso recurrente», estar dirigido al servicio por la familia o por el médico de asistencia primaria, etc.). La falacia del diagnóstico, por lo tanto, puede eludirse utilizando otros descriptores no clínicos, pero capaces de suministrar informaciones importantes acerca de las personas. Así, podemos decir que el diagnóstico no es tan esencial para hacer una investigación valorativa. Entre los investigadores más notables e innovadores se tiende, de manera cada vez más generalizada, a tener en cuenta enfoques dimensionales de la enfermedad mental y a evitar los enfoques categóricos tradicionales, según los cuales la enfermedad está presente o ausente y el diagnóstico codifica esa presencia. «Enfoque dimensional» significa considerar la normalidad y la enfermedad como un *continuum* fluido en el que las características personales y ambientales de cada paciente diseñan una «narrativa» difícilmente objetivable con medios categóricos. Hoy en día se habla de enfoques de «transdiagnósticos» que, resulta paradójico, nos remiten a la actitud de los grandes psicopatólogos de la escuela fenomenológico-existencialista, como Jaspers, Binswanger y Eugène Minkowski, más preocupados por entrar en relación con historias y vicisitudes individuales que por construir categorías universales reductoras.

No obstante, es interesante observar que a la necesidad «administrativa» del diagnóstico se oponen, de manera paradójica, las resistencias de los mismos clínicos. Las numerosas investigaciones en torno al uso del DSM (que, además de lo mencionado hasta ahora, constituye el sistema de diagnóstico multiaxial creado por la American Psychiatric Association [APA] y universalmente empleado en la investigación), llevadas a cabo entre profesionales estadounidenses en la década de 1990, muestran un sustancial rechazo al uso de ese instrumento. El DSM parece ser valorado solo como una herramienta formal de comunicación (por lo tanto, se utiliza cuando se escribe un artículo científico), pero se considera irrelevante desde el punto de vista de su utilidad clínica, tanto en lo que concierne a las indicaciones del tratamiento como en lo que se refiere a su función pronóstica. Se puede interpretar, por un lado, la resistencia de los clínicos al empleo de instrumentos estandarizados como el patrimonio de una cultura en la que prevalecen la hipersubjetividad del juicio y el uso de categorías psicopatológicas determinadas por léxicos locales, pero, por otro lado, es cierto que hay serios problemas metodológicos relacionados con la validez clínica de las clasificaciones diagnósticas.

La lógica constructiva que subyace en el diagnóstico psiquiátrico no es homogénea y coherente, sino, por el contrario, la más completa expresión del «no saber» de la psiquiatría respecto de las enfermedades psiquiátricas. En efecto, a veces el diagnóstico sigue una lógica puramente descriptiva, mientras que otras, en cambio, se refiere a modelos psicodinámicos (y, por lo demás, no verificados); otras veces, aunque es infrecuente, se basa en criterios etiológicos (hay pocas enfermedades psiquiátricas de las que se conozca la etiología); por último, otras sigue una lógica anatómica. Esta gran heterogeneidad de modelos de referencia atestigua la heterogeneidad y fragmentariedad de los conocimientos: el estado fluido del saber psiquiátrico no es de por sí un delito, sino, simplemente, un estado de cosas. Sin embargo, la pretendida estabilidad y coherencia de los sistemas diagnósticos constituye un delito de soberbia, porque escotomiza la fluidez, oculta dudas y afirma certezas.

Como sintetizan Anne E. Farmer y colaboradores,[4] la validez de una entidad nosográfica depende de en qué medida:

- su singularidad sea inconfundible con otras constelaciones de síntomas y «resista» la confrontación con el empleo de diferentes instrumentos de medición *(face validity)*;
- la historia natural y la respuesta al tratamiento puedan ser predichas *(predictive validity)*;
- puedan ser conocidas la etiología y la patogénesis *(construct validity)*.

En síntesis, el diagnóstico psiquiátrico es un instrumento administrativo que se utiliza para identificar a personas que tienen derecho a una cierta pensión, que están expuestas a un cierto tratamiento jurídico-penal o que son reagrupadas para probar que un tratamiento (por lo general, farmacológico) es más o menos eficaz.

No hay duda de que, en parte, la epidemiología psiquiátrica ha ido liberándose de la falacia del diagnóstico y de que cada vez más se está asistiendo a una suerte de «polinización cruzada» *(cross-fertilization)* de las disciplinas y de los instrumentos empleados en

---

4 A.E. Farmer, S. Wessely, D. Castle y P. McGuffin, «Methodological issues in using polydiagnostic approach to define psychotic illness», *The British Journal Psychiatry* 151 (1993), pp. 824-830.

la investigación (escalas neuropsicológicas, cuestionarios de derivación sociológica o antropológica, mezcla de enfoques cuantitativos y cualitativos).

En este sentido, los psiquiatras siguen siendo usuarios ambiguos del diagnóstico estandarizado, y no solo porque crean que no tienen (en una rígida lógica biomédica) nada mejor para describir a sus pacientes, sino, sobre todo, porque la investigación farmacológica se basa en el DSM y los financiamientos relacionados con ella son un poderoso incentivo para continuar reproduciendo de manera indefinida el DSM, sin plantearse demasiados problemas de naturaleza epistemológica. Hay que decir que el DSM es la más formidable fuente de dinero para la APA, la cual obtiene varios millones de dólares cada año procedentes de múltiples manuales y pequeñas guías. Los intentos llevados a cabo por la OMS para llegar a un sistema único y universal de diagnóstico psiquiátrico armonizando la *International Classification of Diseases* (*Clasificación Internacional de Enfermedades* [CIE-10; ICD-10, por sus siglas en inglés]), reconocido por la Asamblea de los países miembros de la OMS, ha chocado, en relación con el DSM, con la exigencia por parte de los psiquiatras estadounidenses de mantener, incluso de manera artificial, diferencias. Así, mientras la CIE-10 se puede utilizar de forma gratuita (la OMS no obtiene regalías por el uso de sus instrumentos de diagnóstico), el DSM se vende a sus usuarios, por lo que, si ambos sistemas pasaran a ser idénticos, ya no habría más ganancias al respecto para la APA (yo mismo he sido durante varios años copresidente, en representación de la OMS, del grupo OMS-APA, que estaba encargado de armonizar los dos sistemas que, de hecho, siguen siendo distintos por los motivos indicados).

La década 2000-2010 se caracterizó por representar importantes cambios en la visión de la salud mental de la OMS gracias, entre otras cosas, a la visión estratégica de la entonces directora general, Gro Harlem Brundtland, ex primera ministra noruega. En las tres décadas anteriores a la gestión Brundtland (1970, 1980 y 1990), la dirección del programa de la OMS para la salud mental estaba confiada a Norman Sartorius, que era la expresión del *establishment* psiquiátrico internacional conservador y que basaba las políticas de salud mental de la OMS en los modelos biomédicos más tradicionales de la psiquiatría, por lo que el diagnóstico y la clasificación de las enfermedades psiquiátricas ocupaban un puesto prominente. En la década de 2000, la dirección de la salud mental de la OMS cambiaría de manera radical y se establecerían nuevas prioridades orientadas a lógicas de sanidad pública: las políticas de salud mental, las legislaciones, la organización de servicios y derechos humanos.

He dirigido el Departamento de salud mental y abuso de sustancias de la OMS (de 1999 a 2010) y, sin lugar a dudas, la cuestión del diagnóstico fue puesta no en un segundo, sino en un tercer plano. Ciertamente, la OMS conserva una obligación institucional de mantener actualizada la *Clasificación Internacional de Enfermedades,* lo cual posibilita que los Estados miembros envíen a la OMS las estadísticas anuales de mortalidad y morbilidad para cada enfermedad. Sin embargo, más allá de esta obligación institucional, el diagnóstico psiquiátrico no ha constituido un eje central de la política de salud mental de la OMS en la década de 2000: en la actualidad, la revisión de la CIE-10 también abarca el capítulo V, sobre enfermedades mentales, pero, en el caso de estas, esa revisión obligatoria se realiza sin ninguna interferencia con las grandes políticas de salud mental de la organización que ponen el énfasis en los grandes temas de la equidad, del acceso a los tratamientos y de la promoción y defensa de los derechos.

También el enfoque evaluativo ha cambiado con los años y se funda cada vez más en el análisis de los recursos para la salud mental, de las políticas y de la organización de los servicios, más que en las sutiles distinciones diagnósticas que caracterizan a las poblaciones en tratamiento: pensemos en el instrumento IESM (AIMS *[Assessment Information Mental Health Systems]*), creado por la OMS en 2007, que utiliza hasta 130 variables descriptivas de los sistemas de salud mental sin recurrir nunca a categorías de diagnóstico.

I. Pobreza «epistemológica» y pobreza «moral»

Ciertamente, es necesario un lenguaje común, además de instrumentos de diagnóstico para *comunicar*. Sin embargo, no podemos confundir la finalidad comunicativa y reduccionista de esos instrumentos y esas clasificaciones de enfermedades mentales con las enfermedades mentales mismas, es decir, debemos tener siempre claro que el grado de artificialidad y falacia de las categorizaciones diagnósticas es elevadísimo y que los reagrupamientos discretos de síntomas que hoy utilizamos no existen *in natura*. La mirada multicultural de la OMS permite relativizar el papel de la clasificación diagnóstica en sí misma y muestra que, en realidad, el diagnóstico es un proceso complejo, en el que la atribución clasificadora no es más que el aspecto final. Así, el uso del diagnóstico debe estar enfocado tanto a los problemas como a los entornos *(problem-oriented, setting-oriented)* y no centrado en una nosografía estática y artificial.

Las lógicas subyacentes en el DSM y en la CIE-10 son solo parcialmente diferentes, pues tienen algo relevante en común: ambas expresan un modelo biomédico de la enfermedad mental. Sin embargo, siendo honestos debemos reconocer que el DSM contiene muchas más «aperturas» hacia una visión menos kraepeliniana de la enfermedad. En Estados Unidos, este manual ha tenido que conciliarse con la cultura psicodinámica de muchos psiquiatras que, en especial en las décadas de 1960 y 1970, tenían formación psicoanalítica, por lo que el DSM ofrece una visión de la enfermedad más evolutiva y dimensional gracias, asimismo, a su carácter multiaxial. En un magistral artículo,[5] John S. Strauss afirma que, después de años dedicado a contribuir al desarrollo del DSM-III, le resultó imposible no darse cuenta de que, con demasiada frecuencia, los pacientes a quienes se les realizaban las entrevistas y se les aplicaban los otros instrumentos de sondeo describían experiencias «intermedias» comparadas con la definición de los síntomas (un pensamiento delirante o «casi» normal; una alucinación o un pensamiento percibido de una manera «muy intensa»), que no podían

---

5 J.S. Strauss, «Negative Symptoms: future developments of the concept», *Schizophrenia Bulletin* 11 (1985), pp. 457-460.

encasillarse con seguridad en las bien definidas categorías diagnósticas, a menudo asignadas por eso mismo de un modo arbitrario. Y esto ocurría hasta el punto de verificar que síntomas considerados patognomónicos (en la esquizofrenia, por ejemplo) no lo eran en absoluto. El uso de métodos de detección diagnóstica rígidamente definidos demostraba que las personas «reales» se adaptaban muy poco a las categorías psiquiátricas, ya que aparecía un claro *continuum* entre diversos grupos de diagnóstico, entre diversos grupos de síntomas y también entre manifestaciones sintomáticas y manifestaciones psicológicas normales.

Por el contrario, la CIE considera la enfermedad de una manera puramente categorial, según una lógica binaria (enfermedad presente/enfermedad ausente), reflejando la cultura kraepeliniana de sus inspiradores (siendo el primero de ellos Norman Sartorius). Sin embargo, hoy en día la OMS se esfuerza por renovar el capítulo sobre las enfermedades mentales de la CIE-10 (CIE-11 desde 2018) según la lógica de la *utility,* es decir, la efectiva utilidad del instrumento diagnóstico-clasificatorio al proyectar una intervención terapéutica. En este sentido, el fulcro de la nueva lógica de la OMS no es otro que proporcionar un recurso práctico para los niveles no especializados del sistema sanitario, la llamada *primary health care* (esto es, la medicina de atención primaria de la salud) que, de hecho, en la mayoría de los países del mundo representa el sector de la sanidad más expuesto al encuentro con la enfermedad mental y su tratamiento. No debe olvidarse (y a menudo los psiquiatras lo hacen o fingen no saberlo) que de 100 casos psiquiátricos en el mundo solo 40 encontrarán un médico y solo 15 encontrarán un psiquiatra; por lo tanto, ¡el 85 % de los casos psiquiátricos a nivel mundial no entra en contacto con la psiquiatría ni con sus categorías de diagnóstico!

Por consiguiente, como bien sintetiza Angelo Barbato[6] en un breve y magistral artículo:

6 M. Ravazzini y B. Saraceno, *Annuario Souq 2010. Governare confusioni urbane,* Milán, il Saggiatore, 2010, pp. 157-169.

La sola definición clínica no es suficiente para explicar la enfermedad y mucho menos la discapacidad, cuyo desarrollo requiere la entrada en juego de otros factores contextuales o subjetivos. La importancia de los factores subjetivos hace emerger poderosamente el papel de los usuarios y de su saber, alimentando sus exigencias de discutir las modalidades y el uso del procedimiento de diagnóstico.

La impresión es que la psiquiatría —y la cuestión del diagnóstico así lo refleja— no sabe ni quiere tomar nota de que el sistema (el contenedor) constituido no es infinito, y de que, por lo tanto la introducción de variables heterogéneas, de miradas diversificadas, de nuevos universos o de nuevas prácticas médicas y no médicas modifica, de hecho, la estructura misma del contenedor, lo redefine y lo replantea. Quizá debamos concluir que el debate a favor o en contra del diagnóstico cada vez se halla más obsoleto. Al parecer, la cuestión debe, más bien, formularse de la siguiente manera: ¿hasta qué punto el instrumento diagnóstico es un informador eficaz cuando las variables que verificamos como informadoras parciales y eficaces se suman, y en qué medida esa suma de informaciones no solo sirve para hacer un diagnóstico más articulado y rico, sino también, en última instancia, para discutirlo, es decir, para invalidar su poder informativo?

No hay duda de que los procesos de desinstitucionalización y deshospitalización, al cambiar los lugares de tratamiento (ya no es el hospital psiquiátrico), han variado el destino del enfermo, de modo que, por el solo hecho de reconocer el carácter antiterapéutico del hospital psiquiátrico y desplazar la intervención a servicios no segregadores (o menos segregadores), los resultados de los tratamientos se han diferenciado. Dicho de otra manera: en el interior de un contenedor indiferenciado, como es el manicomio, donde se realizaban intervenciones no diferenciadas, aparecían resultados indiferenciados (la institucionalización y la cronificación). Así pues, ¿para qué diferenciar el diagnóstico? Si la comunidad científica producía diagnósticos diferenciados, en la práctica la comunidad de los curadores ignoraba esas diferencias, y, en todo caso, estas no proponían ninguna diferenciación de naturaleza pronóstica o de estrategia de intervención. En la actualidad, la comunidad científica y la de los curadores tienen un interés común que antes no tenían: distinguir los diagnósticos, porque el cambio del escenario de las intervenciones permite observar algunas diferencias de pronóstico y de resultado. Sin embargo, esto solo es cierto de manera muy parcial; de hecho, si, por un lado, la desinstitucionalización favorece de verdad la individualización progresiva de los caminos de los enfermos, articula y diferencia las ofertas de las rutas de atención, que se vuelven más individualizadas (favoreciendo también así la diferenciación de los resultados), por otro lado, las estrategias de intervención, es decir, los tratamientos, siguen siendo fuertemente indiferenciados, o sea, muy pobres y poco o nada modulados de acuerdo con las necesidades de los individuos. Por lo tanto, la separación entre la comunidad científica y la comunidad de los curadores, que es evidente cuando existen los frenopáticos, por lo general permanece asimismo fuera de estos últimos. Y es que, mientras por una parte la comunidad científica sigue viviendo en la ilusión (o en la mistificación) del diagnóstico como instrumento muy diferenciado, por otra la comunidad de curadores continúa practicando terapias estandarizadas que no «ven» las diferencias y que mantienen a sus pacientes en el interior de una indiferenciación (e indiferencia) clínica y moral. Tras el 11 de septiembre, la proliferación de casos de trastorno por estrés postraumático (TEPT o, en inglés, PTSD [*post traumatic stress disorders*]) y el mercado relacionado con estos, que fue surgiendo en todas las áreas de emergencia, la inflación de trastornos de comportamiento en los niños, sobre todo en Estados Unidos, donde el diagnóstico de autismo parece cada vez más exagerado, los resultados de la *Mental Health Survey* realizada por Ron Kessler, de Harvard, en colaboración con la OMS, en decenas de países del mundo en los que se computan tasas (quién sabe cómo de creíbles) de enfermedades mentales que rozan el 30 % o el 40 % de la población general, ponen en entredicho la omnipresencia de los diagnósticos psiquiátricos y su sustancial «no credibilidad».

Hoy en día, por convención común, los valores de la presión arterial mínima superiores a 90 se consideran patológicos; si decidiéramos que el límite bajara, y que desde 85 la presión mínima debiera considerarse patológica, de repente habríamos aumentado en decenas de millones el número de pacientes con hipertensión y habríamos multiplicado al mismo tiempo por diez los beneficios financieros de la industria farmacéutica que vende antihipertensivos. Esto es lo que está sucediendo en psiquiatría, gracias a una enorme arbitrariedad del discriminador «objetivo» entre caso y no caso; gracias a la complicidad entre psiquiatras e industria; gracias a una mediatización de la enfermedad mental, que invade la cotidianidad de los individuos y se apropia de todos los fenómenos «normales» de sufrimiento psicológico y social convirtiéndolos en «enfermedades». La ansiedad de los jóvenes que se enfrentan al examen de bachillerato o el legítimo estrés como resultado de un evento traumático, así como la depresión fisiológica que sigue a un luto, se psiquiatrizan de manera que para cada sufrimiento hay un diagnóstico. Al respecto, el magistral artículo del antropólogo Arthur Kleinman[7] comenta el debate en el seno del grupo de la APA encargado de elaborar el DSM-IV a propósito de la duración «normal» de un duelo: ¿cuántos meses puede estar uno triste y perturbado por un duelo sin ser etiquetado como «enfermo»? Refiriéndose a la reciente desaparición de su esposa, la catedrática Joan Kleinman, Arthur Kleinman reivindicaba el derecho a la normalidad por su prolongadísimo luto, y, de modo más general, se preguntaba por el sentido del uso de psicofármacos como respuesta al creciente malestar psicosocial.

Del mismo modo, es urgente interrogarse por los riesgos de psiquiatrizar los conflictos sociales, las insatisfacciones y las iras

---

7 A. Kleinman, «Culture, bereavement, and psychiatry», *The Lancet* 379 (18 de febrero de 2012).

juveniles, las desigualdades y las contradicciones sociales y económicas, que en especial agreden a los grupos más vulnerables. La psiquiatría descontextualiza el sufrimiento, y con el optimismo (nadie sabe si estúpido o doloso) del *common language*, acuñado por Sartorius en los comienzos de la década de 1970, se han cancelado las diferencias entre culturas, contextos sociales y políticos o condiciones económicas para celebrar una universalidad de la enfermedad psiquiátrica tranquilizadora, pero en absoluto demostrada.

A menudo las diferencias culturales constituyen una barrera infranqueable para la posibilidad de un acuerdo diagnóstico, incluso entre especialistas. Y a menudo forzar esas barreras conduce a resultados muy poco inteligentes. Pensemos en los estudios transculturales de Joseph Westermeyer[8] y de D. W. Chan[9] sobre las dificultades de traducir el diagnóstico a idiomas «distantes». Por otra parte, como es sabido, quien busca encuentra y más si se está decidido a ello; por ejemplo, el «furor homicida» llamado *amok* en Malasia también «se busca y se encuentra» aquí, entre nosotros, etiquetado como «psicosis reactiva breve con comportamiento en modo amok-similar».[10]

Por lo tanto, diversidades de culturas y de escenarios, pero sobre todo de objetivos, deben orientar a una mayor transculturalidad y finalización de los sistemas diagnósticos.

En este aspecto hay que reconocer el esfuerzo de la OMS por aportar un enfoque empírico y pragmático en la formulación de la CIE-11. La OMS ha desplazado el foco de atención del proceso de actualización de la CIE-10 cada vez más hacia el criterio de la *utility* y de la atención a los *settings* de uso real, de modo que sean

---

8 J. Westermeyer, «The Chinese version of the GHQ. Does language make difference?», *American Journal Psychiatry* 142 (1985), pp. 798-805.

9 D.W. Chan, «The Chinese version of the General Health Questionnaire: Does language make a difference?», *Psychological Medicine* 15 (1 de de febrero 1985), pp. 147-157.

10 J.M. Guilé, «La schizophrenie existe elle sous toutes les latitudes?», *L'information Psychiatrique* 65 (1989), pp. 123-128.

estos últimos los que determinen el grado de complejidad necesario y, sobre todo, el tipo del conjunto de informaciones complementarias que deban adquirirse.

Este «ejercicio» de reflexión crítica acerca del diagnóstico ha de servir de aproximación prototípica a la clínica psiquiátrica en general, es decir, debe ayudarnos a comprender que las «informaciones» (las variables) que el paciente lleva encima y que nosotros, en efecto, podemos considerar como patrimonio (de riesgo o de protecciones) están en realidad más conectadas con la vida del paciente que con su enfermedad, cuya identidad de la «realidad autónoma» de su vida es, de hecho, un artefacto de la clínica. Hemos visto cómo muchos estudios de los últimos veinte años nos han enseñado a tener en cuenta el contexto del paciente y al paciente mismo como un sistema complejo e indivisible (así como indivisible es para cualquier individuo la relación-vínculo entre sujeto e intersubjetividad).

> Debemos observarnos desde fuera de nosotros mismos para poder ver,[11] observaba Malebranche, es decir: el sujeto en sí es inalcanzable por el otro (lo cual no significa que no exista); el otro solo puede captar el sistema en el que el sujeto se experimenta (lo que no significa que no exista la posibilidad de que el sujeto se capte a sí mismo). Cuando hablo o cuando comprendo, yo experimento la presencia del otro en mí y mi presencia en el otro [...] y entonces, al fin, comprendo el significado de la enigmática proposición de Husserl según la cual la subjetividad trascendental es intersubjetividad.[12]

Es decir, no es conocible por el otro un sujeto en sí ni, por lo tanto, una enfermedad en sí; solo es posible captar interacciones psicológicas y materiales.

11 M. Merleau-Ponty, *Signes,* París, Gallimard, 1960 [trad. cast.: *Signos,* Barcelona, Seix Barral, 1964].

12 *Ibid.*

Estas interacciones operativas (entre paciente y otros, entre paciente y vida material, entre paciente y respuestas que recibe, entre paciente y lugares) son el patrimonio al que podemos tener acceso y que puede modificarse mediante una intervención que cree las condiciones para que el sujeto pueda ejercer «más» opciones.

La enfermedad no es una entidad discreta y definida/definible, sino una experiencia existencial «intrusa» en el sujeto.

En realidad, disponemos de instrumentos útiles, aunque difícilmente estandarizables, como: la escucha, la solidaridad, la afectividad, la acogida, la posibilidad de promover una confrontación entre intereses del paciente e intereses del contexto familiar, la posibilidad de modificar el contexto material de vida cotidiana del paciente, la posibilidad de fomentar intercambios afectivos entre el paciente y los otros… Se trata de recursos empíricos, y su organización en tecnologías estandarizadas no suele ofrecer nada más que la consolidación de la convicción de la psiquiatría de ser científica.

Como vemos, se trata de instrumentos que funcionan con el paciente y con su contexto de vida, y no hay ninguna jerarquía entre ellos, es decir, transformar la decoración de la habitación del paciente hospitalizado en el manicomio es tan importante como escucharlo. Y hacer una u otra cosa sin reconocer la importancia de la omitida hace que la intervención sea, con bastante probabilidad, aún más inútil.

Por lo tanto, no hay una tecnología que se deba aplicar al sujeto, sino, simplemente, una *praxis* que, utilizando el conocimiento del «patrimonio de riesgos y protecciones» que el sujeto posee, lo acompañe en la construcción de espacios de negociación. En otras palabras: se asume que el intercambio (la negociación) precede y define la relación (y no al contrario), o sea, que solo la construcción de espacios del intercambio puede generar relaciones, mientras que la construcción de la posibilidad de las relaciones no genera espacios para el intercambio. Es interesante observar que el enfoque denominado *Housing First*

(HF)[13] no es más que una codificación actualizada de esta conciencia, pues crear espacios reales de intercambio genera relaciones (también relaciones terapéuticas), mientas que lo contrario no está claro. Se trata de un modelo de intervención en el ámbito de las políticas para la lucha contra la grave marginalidad, basado en la inclusión directa en apartamentos independientes de personas sin hogar con problemas de salud mental o en situación crónica de malestar sociohabitacional, con la finalidad de proporcionar a esas personas vías de bienestar e integración social. Los principios[14] del HF son los siguientes:

- se proporciona una vivienda incluso si el usuario rechaza recibir un tratamiento terapéutico, es decir, la vivienda no es un «premio» por aceptar el tratamiento;
- la vivienda y los servicios de apoyo para la gestión del apartamento son permanentes;
- no hay obligación alguna de que el usuario se abstenga del consumo del alcohol y drogas.

Los servicios animan a los usuarios a ingresar en un programa terapéutico, sin confundir nunca el reconocimiento del derecho a tener una vivienda con la libre decisión de acceder a un tratamiento.

Esta metodología de intervención social se lleva a cabo en dos dimensiones: la individual y la ambiental. En cuanto a la individual, se reconoce la capacidad intrínseca del individuo de recuperar un Estado de bienestar psicofísico incluso estando en graves condiciones de vulnerabilidad social o con

13 S. Tsemberis, «Housing First: Ending Homelessness, Promoting Recovery and Reducing Costs», en I. Gould Ellen y B. O'Flaherty, *How to House the Homeless*, Nueva York, Russell Sage Foundation, 2010.

14 S.G. Kertesz, K. Crouch, J.B. Milby, R.E. Cusimano, y J.E. Schumacher, «Housing First for Homeless Persons with Active Addiction: Are we overreaching?», *The Milbank Quarterly* 87/2 (2009), pp. 495-534.

problemas de salud mental. En cuanto al nivel ambiental, la disponibilidad de una casa, el apoyo del equipo para redefinir su propio rol social, la integración social y el progresivo retorno a la vida comunitaria representan la estructura relacional y comunitaria imprescindible.[15]

Así, podemos decir que, al igual que en el enfoque HF, construir espacios reales de intercambio genera relaciones también para la teoría y la praxis de la desinstitucionalización y opera un giro sustancial: el negocio precede al ocio, es decir, solo a partir del derecho activo al ejercicio del negocio (del intercambio de oportunidades materiales) el sujeto está en condiciones de ejercer el derecho a la relación. La creación y la multiplicación de las oportunidades de intercambios materiales y afectivos constituye la trama de una «red de negociación» que, en la medida en que es articulada y flexible, aumenta la participación y la capacidad contractual real de los sujetos débiles.

En otras palabras: la construcción del derecho de ciudadanía como eje prioritario no representa una opción meramente ética, sino también técnica; solo el ciudadano de pleno derecho podrá ejercer sus intercambios (entre ellos también la locura), mientras que el ciudadano demediado no sabrá qué hacer con las habilidades relacionales adquiridas (si lo han sido de verdad), ya que no tendrá derecho ni acceso al ejercicio de relaciones, o accederá a relaciones privadas de la materialidad que las haga reales.

15 *Cos'è Housing First,* Emilia Romagna Sociale: www.regione.emiliaromagna.it.

3. Distorsiones del pensamiento de Franco Basaglia

La cuestión que planteo es la siguiente: ¿son el pensamiento y la obra de Franco Basaglia conocidos y reconocidos en la bibliografía internacional?[1]

Basaglia, en efecto, es prácticamente un desconocido (o ignorado) para la bibliografía psiquiátrica internacional anglosajona, a excepción del clásico *Psychiatry inside out: Selected writings of Franco Basagli*, publicado en 1987.[2] Vale la pena señalar que el reciente y en muchos sentidos excelente ensayo de John Foot, *La «Repubblica dei matti»: Franco Basaglia e la psichiatria radicale en Italia, 1961-1978*,[3] escrito en origen en inglés (el autor es un historiador inglés) aunque publicado en italiano por Feltrinelli en 2014, sorprendentemente nunca vio la luz en inglés.

Además, son escasas las publicaciones en lengua inglesa que traduzcan escritos de Basaglia y también son pocos los escritos (en general, de autores italianos) que presentan su pensamiento no de manera ocasional, sino sistemática y sustancial (aparte de los *Extracts from the Theory of Franco Basaglia* de Maria Grazia Gian-

---

1 B. Saraceno, «La "distorsion anglaise": remarques sur la reception de la pensée de Franco Basaglia», *Les Temps Modernes* 668 (2012), pp. 55-63.

2 N. Scheper-Hughes y A.M. Lovell, *Psychiatry Inside Out. Selected Writings of Franco Basaglia,* Nueva York, Columbia University Press, 1987.

3 J. Foot, *La «Repubblica dei matti». Franco Basaglia e la psichiatria radicale in Italia, 1961-1978*, Milán, Feltrinelli, 2014.

nichedda[4] y, aunque sea de manera indirecta, el capítulo de Anne Lovell «From Confinement to Community»,[5] publicado en Boston en 1985. Franco Basaglia, en cambio, está mucho más presente en la bibliografía psiquiátrica en lenguas románicas (francés, español, portugués).

Aunque no son muy numerosos los escritos de Basaglia traducidos al francés, su pensamiento ha sido y todavía es ampliamente debatido en Francia. Pero es sobre todo en Brasil donde las traducciones de los escritos de Basaglia son más numerosas, gracias, asimismo, a la existencia del activísimo centro cultural Franco Basaglia en Río de Janeiro y a la grandísima impresión e influencia que suscitaron en este país las famosas *Conference brasiliane*.[6] En todo caso, en realidad Basaglia es mucho más conocido en la bibliografía sociológica, la de sanidad pública y la filosófica antiinstitucional que en la bibliografía estrictamente psiquiátrica. No obstante, hay que destacar que es muy conocido, si bien al mismo tiempo sustancialmente ignorado por la bibliografía internacional. Esta operación de silenciamiento debe atribuirse sobre todo a la psiquiatría inglesa (y subrayo «inglesa» y no «anglosajona», en tanto en cuanto los norteamericanos como los australianos han mostrado mucha más curiosidad e interés por el pensamiento y la obra de Basaglia que sus colegas británicos).

Aunque Basaglia es conocido, resulta ignorado sobre todo a causa de una bibliografía apresurada, condescendiente y a menudo «burda» (recordemos la superficial y despreciativa serie de escritos de las dos autoras inglesas Kathleen Jones y Alison Poletti, que intentaron con singular saña y actitud colonialista presentar el pensamiento de Basaglia y las producciones de la cultura psiquiátrica antiinstitucional italiana como una mezcla de

---

4 M.G. Giannichedda, *Transition: British and Italian Experiences*, Londres, Pluto, 1988.

5 P. Brown, *Mental Health Care and Social Policy*, Boston, Routledge & Kegan Paul, 1985.

6 F. Basaglia, *Conferenze brasiliane*, Milán, Cortina Editore, 2000.

fracasos y líos inspirados en un presunto radicalismo político que, como es evidente, irritaba a la autoras).[7]

Este desinterés y/o condescendencia de los ingleses ha pesado mucho sobre la ignorancia y distorsión del pensamiento de Basaglia en la bibliografía internacional más general, y se debe a la sustancial resistencia de la psiquiatría anglosajona en relación con el pensamiento existencialista alemán (que caracterizaba al primer Basaglia), así como respecto de cualquier planteamiento de la enfermedad psiquiátrica no estrictamente biomédico o psicomédico.

Tres son las distorsiones más habituales del pensamiento de Basaglia en la bibliografía internacional: Basaglia antipsiquiatra, Basaglia ideólogo y Basaglia filántropo.

A Basaglia, en el ámbito anglosajón y con una simplificación insólita, se lo asocia a la antipsiquiatría inglesa. Esa simplificación no recoge una diferencia fundamental: el proyecto de Ronald Laing y David Cooper, pese a su radicalidad, ha quedado, en esencia, como una producción de disenso cultural de alto nivel, una especie de aventura individual desesperada y, por lo general, desconectada de una *praxis* más colectiva de liberación. El proyecto basagliano, por el contrario, sobrevive a la muerte de Basaglia y persiste como una *praxis* de transformación colectiva con decisivas implicaciones en las opciones de la sanidad pública. La legitimación de la experiencia psicótica que lleva a cabo Laing es, ante todo, una legitimación de la psicología que se afirma en contraste con la razón dominante, mientras que en Basaglia se trata más bien de una legitimación que tiene que ver con el estatus de ciudadano negado al psicótico por la psiquiatría y por el poder dominante.

---

7 a) K. Jones y A. Poletti, «The mirage of a Reform», *New Society* 1137 (1984), pp. 10-11; b) *id.*, «Understanding the Italian Experience», *The British Journal of Psychiatry* 146/4 (1985), pp. 341-347; c) *id.*, «The Italian transformation of the Asylum: a commentary and review», *International Journal of Mental Health* 14 (1985), pp. 195-212; d) *id.*, «The Italian experience reconsidered», *The British Journal of Psychiatry* 148 (1986), pp. 144-150.

En la psiquiatría médica, cuyo máximo exponente es Emil Kraepelin, padre de la nosografía psiquiátrica, la locura carece de legitimidad en cuanto es simplemente *incomprensible* y, por lo tanto, *carente de sentido* (las páginas de *El yo dividido* de Laing que versan sobre Kraepelin mientras este se ocupa de un paciente psicótico usado como objeto didáctico para los estudiantes figuran entre las más contundentes y dramáticas).[8] Para Laing, la legitimidad de la locura «existe» en cuanto tal, en cuanto experiencia del otro (o de sí mismo): no puede ser normalizada con la violencia de la psiquiatría ni con la «atribución interpretativa» del psicoanálisis, pero puede ser comprendida, aunque solo en el sentido literal de la palabra, es decir, acogida y atestiguada. Quizá sea en esta legitimación psicológica de la locura en la que resultan más evidentes las diferencias entre la antipsiquiatría y Basaglia y el pensamiento antiinstitucional: la legitimación que opera Franco Basaglia es la del cuerpo. El loco de Laing es reconocido en cuanto productor de sinrazón (*déraison*, según la expresión de Michel Foucault) y se le ayuda a recorrer su propia experiencia psicótica dándole un espacio para el retorno sin que la norma sea un obstáculo para ese viaje. El loco de Basaglia es, ante todo, un sujeto social constreñido a una pérdida progresiva de capacidad contractual no solo afectiva, sino sobre todo social, económica, civil. Lo que el paciente de Basaglia necesita es la reconstrucción de sus nexos sociales, de su capacidad contractual, su acceso a los productos básicos y al intercambio: salir del «ocio» del estatus de loco, crónico y de larga recuperación, para ingresar en el «neg-ocio» de la inclusión social y de los derechos.

El proyecto de Laing y de la antipsiquiatría es propio de una utopía del yo originario cuya sociabilidad está toda contenida en las interacciones psicológicas de los vínculos familiares: «Para Laing, lo social se cualifica en su máxima extensión como una constelación de familias. [...] La sociedad pierde toda connotación

8 D.R. Laing, *L'Io diviso*, Turín, Einaudi, 1969 [trad. cast.: *El yo dividido: un estudio sobre la salud y la enfermedad*, México, Fondo de Cultura Económica, 1964, 2006].

temporal, toda especificidad económica, para configurarse como una dimensión eterna».[9]

El proyecto de Basaglia no tiene nada que ver con la hipótesis de la antipsiquiatría, ya que se trata de una liberación del cuerpo, *desde* el cuerpo envilecido y mísero del internado *al* cuerpo social; por lo tanto, también es una empresa, por definición, colectiva. Para la antipsiquiatría, la legitimación de la locura pone en jaque la ratio burguesa y desarrolla la función cognoscitiva de un viaje a las fuentes. Pues bien, la función cognoscitiva de la psicosis es bastante dudosa y más bien debemos admitir que la psicosis va acompañada no tanto, y no solo, de aquella producción de síntomas (delirios y alucinaciones), considerados quizá por una lectura superficial pseudorromántica como «creatividad» del loco, sino también y sobre todo por una instauración progresiva de déficits cognitivo-afectivos.

La psicosis no es conocimiento, no es creación; el arte de los locos es un producto de mala calidad de la ideología psiquiátrica y, sobre esto, Basaglia escribe en un ensayo magistral en 1964:[10]

> La obra del enfermo pierde todo significado en el momento en que está acabada, precisamente porque su verdadero e intrínseco valor está en la superación del *impasse* de la capacidad para comunicar de quien pinta. Para el artista, el diálogo con el otro, aunque difícil, ambiguo y a menudo indescifrable, comienza cuando la obra está completa [...]. La obra del enfermo se ha convertido entonces en un *kitsch*, una cosa, una cosa mundanizada.

Por lo tanto, para Basaglia, ni puede ni debe permanecer como una empresa individual y dispersa desconectada de una más co-

---

9 S. Vegetti Finzi, *Storia della psicoanalisi*, Milán, Mondadori, 1996, p. 200.

10 VV.AA., «Psicopatologia dell'espressione», *Il Verri* 15, Milán, Feltrinelli, 1964, pp. 27-34.

lectiva praxis de liberación. No es casualidad que el proyecto intelectual de Laing y de los antipsiquiatras, en su radicalidad desesperada, quede como una alta producción cultural de disentimieno (la «ontología de la disensión», según la acertada expresión de Giovanni Jervis de la obra y del estilo de Laing),[11] mientras que el proyecto basagliano ha sobrevivido a la muerte del propio Basaglia y prosigue como proyecto político de transformación que implica a miles de sujetos y a sus instituciones.[12] La santificación del loco y de la sinrazón que ha fascinado sobre todo a la antipsiquiatría inglesa lleva sobre sí con mayor evidencia, comparada con el movimiento antiinstitucionalista italiano, el signo del proceso de identificación con la víctima, por el que psiquiatra y enfermo comparten un espacio afectivo común y opuesto al espacio ocupado por el psiquiatra padre-*dominus*. Solo para perecer ambos (antipsiquiatra y paciente) como víctimas solidarias del dominio de la ratio burguesa (y las vidas *maudites* de Cooper y Laing así lo atestiguan, más cercanas a la tragedia de Antonin Artaud que a las luchas de Basaglia).

Basaglia no se preocupa por negar la enfermedad mental, y mucho menos por negar la legitimidad (científica y moral) de la psiquiatría, pero asume, sin embargo, la responsabilidad de ser psiquiatra. Escribe Franco Rotelli a propósito de esta asunción de responsabilidad en Basaglia:

> Y así, aun no sabiendo nada de la locura, no dimito de lo que soy, no renuncio a mi papel; denuncio su ilegitimidad científica para detectar y revelar su legitimación totalmente política, yo tengo un poder y esto sí lo conozco. Y decido, pese a todos y a todo, usarlo: primero, para demostrar la inconsistencia de

---

11 G. Jervis, *Il buon rieducatore. Scritti sugli usi della psichiatria e della psicanalisi,* Milán, Feltrinelli, 1977, p. 143 [trad. cast.: *El buen reeducador. Escritos sobre el uso de la psiquiatría y el psicoanálisis,* Barcelona, Grijalbo, 1979, p. 236].

12 D.R. Laing, *L'io e gli altri. Psicopatologia dei processi interattivi,* Florencia, Sansoni Editore, 1988, pp. 7-26 [trad. cast.: *El yo y los otros,* México, Fondo de Cultura Económica, 1974, pp. 15-42].

mi saber; segundo, para demostrar que mi ilegítimo poder me ha sido conferido arbitrariamente por una sociedad arbitraria; tercero, para dar tiempo y maneras a los internados de salir de su condición de oprimidos, excluidos, aniquilados, para activar las estrategias de su emancipación, para defenderlos de la sociedad que los quiere hospitalizados y excluidos, para afirmar el derecho y los derechos, para acompañarlos de nuevo en su marcha al cuerpo social del que fueron amputados.[13]

Otra distorsión del pensamiento y de la obra de Franco Basaglia reside en negar al pensamiento de este toda dignidad «científica» reduciendo su aportación a la de un «ideólogo».

La cultura médica inglesa no es capaz de reconocer el método «científico» de Basaglia (por consciente o inconsciente que este fuera al respecto), que sabe construir procesos y modelos frágiles y dinámicos rechazando la postura ideológica del «de una vez para siempre» para definir procedimientos y modelos de la *praxis* antiinstitucional.

En efecto, en Basaglia el discurso pierde todo sentido si no va acompañado de una transformación infatigable de la realidad y en cambio cristaliza en un modelo operativo de simple ingeniería institucional. Y de este modo de actuar infatigable está hecha la práctica de la psiquiatría antiinstitucional como una revolución que pospone su cumplimiento a nivel programático, so pena de renunciar a su poder liberador. Las palabras de Basaglia son el proyecto de una *civitas* (de una ciudadanía, de una civilización) en constante mutación. En ausencia de ese proyecto «civil», la eficiencia organizativa del modelo, de cualquier modelo, se convierte en antagonista de las necesidades del enfermo:

El manicomio, con su finalidad excluyente y segregativa [...] la comunidad terapéutica, con una relativa liberalización

---

13 F. Rotelli, *Per la normalità*, Mantua, Microtesti Collana Dentro Fuori, 2005.

> de las relaciones institucionales [...] los Community Mental Health Centers [...]. Se trata de repuestas institucionales de tipo innovador que responden técnicamente a explícitas demandas económicas y que resultan eficaces solo en el momento en que la economía lo exige.[14]

En otras palabras, la psiquiatría parece definirse como una disciplina al servicio de la racionalización del necesario binomio control/gestión de poblaciones vulnerables más que como una disciplina científica.

También por eso, uno de los desafíos más innovadores de Basaglia es su rechazo a la codificación de los modelos para garantizar la continuidad de la transformación: «En el momento en que las nuevas técnicas empiezan a estructurarse en una ciencia orgánica [...] el margen de libertad necesario al proceso de transformación empieza a fracasar».

Esta infatigable provisionalidad del modelo, aunque por un lado arruina toda ratio de «orden» («ratio burguesa», diría Foucault) asume, por otro, la ratio del procedimiento científico fundando en la provisionalidad de los modelos y no en su ideologización. Y no es casual que, en estos tiempos de ideología científica profundamente anticientífica, se haya oído a menudo definir a Basaglia como «ideólogo» cuando, al contrario, la hipótesis de investigación definida en *La institución negada* ha sido de las más sólidas y coherentes y ha soportado múltiples verificaciones:

> la psiquiatría [...] enamorada de sí misma y por lo tanto de la enfermedad como de una entidad abstracta engendrada por ella misma ha continuado elaborando sus intervenciones

---

14 F. Basaglia, *Scritti II (1968-1980)*, *op. cit.*, pp. 199-208 (sobre la obra citada en el texto, cf.: «Rehabilitación y control social», en R. García [ed.], *Psiquiatría, antipsiquiatría y orden manicomial*, Barcelona, Barral, 1975, pp. 185-196 [texto citado en pp. 187-188]).

ideológicas sin preocuparse de encontrar una verificación o un desmentido en la realidad.[15]

Este es el Basaglia científico —no el «ideólogo»— que, de hecho, «escribe» un protocolo de investigación y hace de Gorizia, de Parma y de Trieste «laboratorios naturales» de la experimentación no de una ideología, sino de una idea.

Por último, a propósito del Basaglia filántropo, la bibliografía internacional (aunque quizá también la nacional) a menudo recuerda con más ganas las palabras del autor italiano vinculadas a la superación del escándalo del manicomio (edificio físico más que institución) que las relacionadas con la crítica de la institución psiquiátrica.

En cambio, el objeto principal de la investigación de Basaglia es el monólogo de la razón sobre la locura (parafraseando a Foucault), mientras que la superación del manicomio no es sino la negación de la legitimidad de ese monólogo. Aunque el Basaglia ingeniero institucional y filántropo es, ciertamente, tranquilizador, nunca ha existido. «Continuar aceptando la psiquiatría, y la definición de "enfermedad mental" significa aceptar que el mundo deshumanizado en que vivimos es el único mundo, natural, inmodificable, frente al cual los hombres están desarmados», escribían Franco y Franca Basaglia hace treinta años, dando testimonio de un compromiso mucho más político que el del filántropo.[16]

Me pregunto si la etiqueta (esto es, la «pequeña ética») del nuevo *savoir faire* psiquiátrico territorial suscribe estas palabras que anuncian más bien una nueva ética del modo de «hacer psiquiatría».

También me pregunto si los psiquiatras han entendido que el discurso de Basaglia no versa sobre el manicomio, sino sobre la psiquiatría.

---

15 F. Basaglia, *Scritti I (1953-1968)*, Turín, Einaudi, 1982, pp. 442-454 (sobre la obra citada en el texto, cf. *La institución negada. Informe de un hospital psiquiátrico*, Barcelona, Seix Barral, 1972).

16 F. Basaglia, *Scritti II (1968-1980)*, *op. cit.*, pp. 411-444.

I. Pobreza «epistemológica» y pobreza «moral»

Hoy en día la cuestión propuesta por él sobre la enfermedad psiquiátrica es central: la comprensión mínima o parcial de los complejos mecanismos interactivos genéticos, neurobiológicos, psicológicos y ambientales que pueden determinar un cuadro sintomático (un síndrome, por lo tanto, más que una enfermedad definida) puede aumentar (y, sin duda, así ha ocurrido desde hace treinta años, cuando Basaglia escribía), pero no modifica la cuestión central de la subjetividad del enfermo y de la relación que con él tiende a establecer la psiquiatría; una relación de desubjetivación, de tipificación, de dominio. Si bien es cierto que la mayor articulación de la respuesta psiquiátrica actual (al menos en algunas prácticas, aunque todavía minoritarias) resulta indudable, y que implica un menor grado de desubjetivación y de dominio, todavía no cuestiona la identidad y la realidad de la psiquiatría, que consisten en una distancia fundada en ese diferencial de poder, lo que, en términos más generales, denota la ideología médica, que

> asume para sí la experiencia de la enfermedad, neutralizándola y negándola hasta reducirla a puro objeto de su competencia [...] induciendo al enfermo a vivir la enfermedad como puro accidente objetivable por la ciencia y no como experiencia personal.[17]

En realidad creo que aquello que, a modo de provocación, denomino la *british distorsion* del pensamiento de Basaglia, representa un fenómeno complejo y solo en parte ligado a las resistencias culturales del *establishment* psiquiátrico inglés. En efecto, la *british distorsion* refleja una distorsión del pensamiento del autor italiano, una evasión frente al desafío que él propone que va mucho más allá de los confines de la «pérfida Albión», y remite a una sustancial, profunda y a menudo inconsciente resistencia de la psiquiatría ante la pregunta de Basaglia en torno a la relación entre

17 F. Basaglia, F. Ongaro Basaglia y M.G. Giannichedda, *Il concetto di salute e malattia*, en F. Basaglia, *Scritti II (1968-1980), op. cit.*, pp. 362-381.

teoría y transformación de la realidad. Como ocurre en Gramsci, la teoría en Basaglia constituye una reflexión sobre la realidad y la comprensión de los mecanismos de su propia transformación. Ese «existencialismo gramsciano» (asumo la responsabilidad de esta expresión), que sustenta la singularidad del pensamiento de Basaglia, se define a través de la cartografía histórica antiinstitucional.

Para Basaglia, la crisis de la psiquiatría se funda en la pérdida de la subjetividad: la psiquiatría, como cualquier otra ciencia, no ha sabido evitar esa crisis generalizada, esa crisis

> definida por Husserl como la crisis de las ciencias europeas que —perdiendo el sentido de su relación real con el hombre— se han alejado del sentido primero de su existencia.[18]

La alternativa entre la perpetuación de la violencia implícita en la relación psiquiatra/enfermo y la superación de esta crisis «solo está en la aceptación de un pensamiento dialéctico —[y aquí Basaglia cita la *Crítica de la razón dialéctica* de J.-P. Sartre]— que lleve consigo su propia crítica y su propia superación».[19] El pensador italiano construye su propio universo teórico a partir de las corrientes antropo-fenomenológicas que reivindican la subjetividad perdida del enfermo, pero para el Basaglia-gramsciano no hay teoría posible en ausencia del binomio «realidad/transformación». En efecto, el modelo —cualquier modelo— debe ser por definición «una práctica en espera de teoría», y, la teoría, pensamiento sobre la práctica y, por consiguiente, pensamiento sobre la espera de la teoría.

Karl Jaspers publicaba en 1913 su *Psicopatología general,* que desplazaba la mirada de la psiquiatría del cerebro y de su enfermedad al mundo interno del paciente y a su experiencia. La psiquiatría se perfila como una fenomenología solo subjetiva que no pretende interpretar la experiencia psicótica, sino solo entrar

18   F. Basaglia, «Crisi istituzionale o crisi psichiatrica?», en *Scritti I (1953-1968), op. cit.*

19   *Ibid.*

en relación con ella. La fenomenología antropológica de Ludwig Binswanger no considera la experiencia psicótica como un lugar del sinsentido y de lo incomprensible, sino, por el contrario, como modos de «ser en el mundo», aunque distorsionados respecto de los modos comunes de sentir y de vivir.

Sin embargo, Basaglia, aun reconociéndose en la corriente de la escuela fenomenológico-existencial de Jaspers, Binswanger, Minkowski y, en Italia, de Cargnello y después de Borgna, va mucho más allá del proceso de investigación propio del *Dasein-analyse* (esto es, el «análisis existencial»), que pone

> directamente en juego la persona del médico que no puede quedar fuera como examinador, sino que debe participar directamente, buscando captar el síntoma en cuanto tal, el *modo* en que este se manifiesta [...]. Es solo comprendiendo la proyección del ser en el mundo de un individuo, su proyecto, la manera de abrirse al mundo como podremos tener la visión de que él está allí, de manera que el proyecto del mundo y el proyecto de sí mismo vienen a coincidir.[20]

Para Basaglia no basta esa participación del observador que se compromete a una investigación antropológica en la que ya no existe una neta separación entre observador y observado. Se trata de reconocer al otro, pero también de transformar esa comprensión en práctica transformadora.

Basaglia sabe que la aniquilación institucional y la miseria de las soluciones que la psiquiatría ofrece al enfermo son los determinantes decisivos de su carrera en descenso hacia el empobrecimiento de la cronicidad del paciente institucionalizado. Sabe, pero no le basta con saber.

La *gestalt* del binomio «pensamiento/práctica» de Basaglia es olvidada con mucha frecuencia y también con mucha frecuencia permite (autoriza) un uso de palabras aisladas de su texto/prác-

---

20 F. Basaglia, *Scritti I (1953-1968), op. cit.*, pp. 3-31.

tica y, por lo tanto, su dramático empobrecimiento. Las «palabras» de Basaglia se «polisemizan» de manera arbitraria.

Como ejemplo, basta pensar en el uso impropio, confuso, empobrecido, pero por desgracia extendido, de la palabra «desinstitucionalización», ya presente en los textos oficiales de la psiquiatría como sinónimo de «deshospitalización»; sería algo así como si el vocablo «revolución» se empleara para definir el acto de dar la vuelta a la tortilla, acto este mucho más aceptado y aceptable, incluso en ambientes conservadores.

Este fenómeno de descontextualización de la palabra asume formas sistemáticas en gran parte de la psiquiatría italiana, de modo que la reflexión basagliana acerca de la ideología de la psiquiatría y acerca de la naturaleza de la clínica psiquiátrica desaparece para dejar sitio a un presunto pensamiento basagliano, hecho de una mezcla de indignación filantrópica (por la condición inhumana de los ingresados) y de un razonable espíritu reorganizador (más ambulatorios fuera, menos camas dentro). Y así, como por arte de magia, los fundamentales binomios «razón y locura», «razón y miseria», «razón y Estado/norma», «cuerpo y cuerpo económico», «locura y necesidad» dejan de ser el argumento teórico de un pensamiento y de una práctica de liberación abriendo espacio a un pensamiento puramente administrativo.

Quiero terminar con una reflexión en torno a la influencia de Basaglia fuera de Italia. En verdad, Basaglia ha «marcado» algunas experiencias extranjeras, como la de la psiquiatría democrática posfranquista en España (sobre todo en las provincias de Asturias y Valencia) y algunas más esporádicas a nivel europeo; asimismo, ha dejado impreso con fuerza su «sello» en los embriones de lo que luego sería el Movimento da Luta Antimanicomial en Brasil, la gran influencia sobre la reforma brasileña que, si al principio fue de Basaglia, luego ha continuado con la decisiva aportación de la experiencia de Trieste. Los epígonos de Franco Basaglia en Trieste (y sus dos sucesivos directores Franco Rotelli y Giuseppe dell'Acqua) han extendido el pensamiento de este no solo por América Latina sino en especial por los Balcanes.

I. Pobreza «epistemológica» y pobreza «moral»

Hace muchos años, con motivo de una reflexión que hice a propósito de Franco Basaglia, me preguntaba si mi viaje continuo por el mundo me ofrecería algunas ideas para una conclusión final —básicamente inmutable y para mí todavía relevante—, que expongo a continuación.

El fenómeno masivo de la reducción del número de hospitales psiquiátricos en todo el mundo (las camas psiquiátricas han disminuido, aproximadamente, en un 40 % en los últimos veinte años), ¿es solo el resultado de una simple reorganización de la asistencia psiquiátrica que se «moderniza» prefiriendo instituciones pequeñas y abundantes a las grandes y concentradas, o bien es el signo tangible de un cambio de paradigma?

¿Va acompañado este cambio de un proceso crítico sobre la naturaleza violenta de la psiquiatría, o en realidad no ha cambiado en absoluto esa diferencia fundamental de poder entre psiquiatra y psiquiatrizado en la sociedad, que define uno de los núcleos centrales de la acción crítica de Basaglia?

Responder no es fácil, pero puedo decir que mi conocimiento de muchísimos sistemas de asistencia psiquiátrica en casi cincuenta países me ha transmitido la sensación de una sustancial ausencia de movimientos de psiquiatría crítica.

Países inmensos como China, Indonesia, Rusia y otros menos o nada desarrollados, aparte del extraordinario aumento del gasto sanitario para la adquisición de psicofármacos novísimos, no parecen haber rozado siquiera los procesos de transformación e innovación. El panorama de las psiquiatrías nacionales, siempre sostenidas por las asociaciones psiquiátricas profesionales nacionales y por las universidades locales, es decididamente descorazonador, a pesar de la existencia de prácticas innovadoras dispersas aquí y allá que intentan constituirse en red.

En efecto, hay un cierto número de experiencias de psiquiatría pública y semipública no solo innovadoras, sino en algunos aspectos parecidas a las experiencias italianas más avanzadas: hospitales psiquiátricos en decidida y radical transformación y reducción, así como servicios territoriales fuertemente comprometidos en inequívocas acciones de lucha contra la exclusión y muy arraigados en el tejido social comunitario.

No me refiero solo a las experiencias ya citadas, directamente expuestas a la influencia de Basaglia o a la sucesiva interacción con el grupo de Trieste o con algunos operadores individuales italianos de calidad (pienso en Brasil o en ciertas provincias de Argentina). Me refiero, más bien, a otras, a menudo lejanas geográfica y culturalmente de la temperie cultural basagliana, como el gran proyecto del Saint Vincent Hospital de Melbourne, que presta sus servicios a un área de 300 000 habitantes con una masiva presencia de aborígenes; la Schizophrenia Research Foundation de Madrás (o Chennai) en el estado indio de Tamil Nadu, que funda su actividad sobre un grupo variadísimo de técnicos, familiares y expacientes; la experiencia de Sri Lanka, que tras la crisis del tsunami abandonó una gestión institucional paleomanicomial para pasar a una intensa actividad de reinserción comunitaria de una población de pacientes muy graves; la transformación del sistema de salud mental de Palestina, que ha reducido de manera significativa el papel del hospital psiquiátrico de Gaza en favor de un fuerte compromiso comunitario; la experiencia cubana de Regla, que, en un contexto aún caracterizado por el rol hegemónico del manicomio, ha creado una realidad sorprendente de práctica comunitaria fuertemente innovadora; o los proyectos de desarrollo económico rural y de lucha contemporánea contra la exclusión psiquiátrica promovidos por Basic Needs Foundation en Uganda y Tanzania. Podrían mencionarse otras experiencias similares y, sobre todo, podemos creer de manera razonable que existen otras, perdidas y dispersas por el vasto y siempre sorprendente mundo.

Todos estos proyectos no han nacido de una simple voluntad de racionalización de servicios ni son pequeñas obras de ingeniería institucional. En su raíz presentan historiales complejos, tejidos de indignación moral por las condiciones de vida de los hospitalizados, aunque también marcados por el descubrimiento de las extraordinarias posibilidades terapéuticas y de rehabilitación ocultas en la informalidad cotidiana de las comunidades circunstantes, de inventos y alianzas inusuales y valientes.

Estoy convencido de que todo ello constituiría el objeto de una investigación sumamente fecunda, que tratara de identificar las hipótesis que han sostenido estas experiencias, sus referentes culturales y técnicos, sus esperanzas últimas, etc.

Sería muy importante y enriquecedor para todos saber más cosas de la visión global moral, política y técnica de las prácticas innovadoras que se originan en contextos culturales divergentes y sobre todo construidas a través de nexos y referencias distintas de las del caso Basaglia, de la psiquiatría antiinstitucional italiana y, más en general, del gran movimiento europeo crítico de la institución psiquiátrica y del modelo biomédico.

Sería útil descubrir otros recorridos distintos a los que ya conocemos, pero muy parecidos en sus consecuencias; sería bueno saber más sobre la heterogeneidad de las hipótesis y de los medios que, siendo diferentes, hacen que se llegue no obstante a culturas y prácticas de liberación.

Sería bueno, en fin, reconstruir una historia, no solo europea, de la liberación de los malos psiquiatras.

Ciertamente, la historia de la psiquiatría de este siglo está marcada por la influencia crítica y decisiva de Franco Basaglia sobre el debate fundamental entre los modelos científicos universalizadores y la construcción de una posible ciencia de lo particular.

II.
POBREZA «SISTÉMICA»

4. Freud y la imposibilidad de una criminología psicoanalítica

En 1906, Sigmund Freud dio una conferencia a los estudiantes de la Facultad de Derecho de Viena, en la que se desarrollaba un estudio sobre la técnica de la *Tatbestandsdiagnostik*, esto es, el diagnóstico de los hechos, según el cual las asociaciones verbales requeridas a los testigos de un crimen, o a los supuestos culpables, podían favorecer el descubrimiento de la verdad. En su conferencia, Freud, aun manifestando interés por este tipo de estudios, formula una recomendación a los estudiantes, a saber: que esos experimentos queden como «ejercicios sobre el modelo anatómico», y de ellos dice Freud textualmente:

> no es posible, por lo tanto, deducir de tales ejercicios la utilidad práctica del experimento en su aplicación a la administración de justicia [...]. Habréis de lograr que os sea permitido [...] el desarrollo de tales investigaciones [...] sin que los resultados de las mismas hayan de influir para nada en la decisión judicial.[1]

En 1913, Freud publica en la revista italiana *Scientia* una exposición de los principios del psicoanálisis y enumera todas sus aplicaciones no médicas, es decir, todas las conexiones y los intereses

---

1 S. Freud, *Opere 1905-1908*, vol. v, Turín, Boringhieri, 1972, pp. 241-250 [trad. cast.: S. Freud, «Psicoanálisis aplicado, i. El diagnóstico de los hechos y el psicoanálisis», en *Obras completas*, ii, Madrid, Biblioteca Nueva, 1968, pp.1043-1048, p.1048)].

en el psicoanálisis por parte de las ciencias no psicológicas: la lingüística, la filosofía, la biología, la historia de la civilización, la estética, la sociología y la pedagogía.[2] En este escrito, Freud no nombra la criminología como tampoco, más en general, las ciencias aplicadas del derecho.

En 1916, Freud publica en la revista *Imago* tres ensayos con el título general «Varios tipos de carácter descubiertos en la labor analítica»,[3] el tercero de los cuales, «El delincuente por sentimiento de culpabilidad», considera el caso en el que el sentimiento de culpabilidad no siga a una acción criminal, sino que la preceda, e incluso la determine, de manera que el sujeto pueda tener finalmente un objeto real que legitime su más antigua y profunda culpa. En este escrito lapidario Freud anuncia, por lo tanto, la hipótesis de que el sentimiento de culpabilidad (de «una» culpa) precedería al delito y hasta sería su causa. «Una» culpa, gracias al delito, deviene «aquella» culpa: determinar lo indeterminado se convierte en el objetivo de toda actuación extraanalítica.

Escribe Freud lo siguiente a propósito del tercer tipo de carácter: «Por muy paradójico que parezca he de afirmar que el sentimiento de culpabilidad existía antes del delito y no procedía de él, siendo, por el contrario, el delito el que procedía del sentimiento de culpabilidad». Y así sucede también en el caso del delito de las hermanas Papin que Jacques Lacan analiza en sus *Primeros escritos sobre la paranoia*:[4] la culpa precede al crimen y a la injusticia. La injusticia y el crimen solo perfeccionan la culpa.

Hermann Mannheim, criminólogo, considera fundamental la lección del psicoanálisis en la comprensión del delito, precisa-

---

2 *Id., Opere 1912-1914*, vol. VII, Turín, Boringhieri, 1972, pp. 249-258.

3 *Id., Opere 1915-1917*, vol. VIII, Turín, Boringhieri, 1972, pp. 629-652.

4 J. Lacan, *Della psicosi paranoica nei suoi rapporti con la personalità seguito da Primi scritti sulla paranoia*, Turín, Einaudi, 1980, pp. 357-366 [trad. cast.: *De la psicosis paranoica en sus relaciones con la personalidad: seguido de Primeros escritos sobre la* paranoia, México, Siglo XXI, ²1979, pp.338-346].

mente por esa inversión temporal en la que el *Agieren* (paso al acto) interpola la secuencia culpa-sentimiento de culpabilidad, de modo que la secuencia viene a ser culpa («una culpa»)-sentimiento de culpabilidad-*Agieren*-designación del sentimiento de culpabilidad («aquella culpa»).[5] Se trata, pues, de una designación «desplazada» en cuanto el sentimiento de culpabilidad que sigue al delito se refiere a la culpa por el crimen cometido, que es distinta de la oscura culpa originaria.

Sin duda, el camino es oblicuo y está marcado por el sentido literal del *quid pro quo*. El sentimiento de culpabilidad no genera un crimen cometido y, por lo tanto, no puede sino referirse a «una» culpa y no a «aquella» culpa, porque «aquella» culpa todavía no existe, dado que el crimen fáctico todavía no se ha producido. El paso al acto realiza una facticidad descentrada respecto de la culpa y del sentimiento de culpabilidad que lo han determinado: cualquier relación razonable de causa-efecto está ausente y a la vez es «ignorado» por la lógica oblicua de lo inconsciente. Escribe Mannheim:

> No hay homogeneidad entre el tipo de delito y los motivos que lo provocaron. [...] Los auténticos motivos de un delito pueden ser no solo distintos de los aparentes, sino también de un carácter distinto de los del delito.[6]

Y es en esta oblicuidad en la que el psicoanálisis funda su propio orden lineal: *culpa-sentimiento de culpabilidad-crimen-culpa-sentimiento de culpabilidad-cura*. Y solo en esta oblicuidad, y únicamente en ella, puede existir lo psicoanalítico, polo de una relación cuyo objetivo es la reconstrucción de la historia del sujeto según un orden que no sigue y no persigue el orden y la linealidad de la racionalidad.

---

5 H. Mannheim, *Trattato di criminologia comparata*, vol. i, Turín, Einaudi, 1975, p. 430.

6 *Ibid.*

En el orden de la ley generada por el pensamiento jurídico no hay, en cambio, posibilidad de oblicuidad: la justicia administrada a partir de la ley es la justicia del derecho.

En el derecho, el delito precede a la culpa: *delito-culpa-pena*. A «aquel» delito le sigue de manera forzosa «aquella» culpa, que se refiere a aquel y, por lo tanto, lo que la culpa designa no está «desplazado». La justicia administrada a partir de las leyes generadas por el derecho elimina la injusticia cometida que de modo sucesivo generará la culpa.

Sin embargo, órdenes tan diferentes (el derecho y el psicoanálisis) se entrecruzan, cómplices, como es obvio, entre juristas y psicoanalistas, ávidos los primeros de aquella oblicuidad considerada capaz de mitigar el carácter abstracto de la ley y, los segundos, de aquella eficacia visible a nivel social que caracteriza la emisión de una sentencia.

Y sobre este *ser-recto* del derecho (y de los jueces) y el *ser-oblicuo* del psicoanálisis (y de los psicoanalistas), así como sobre las respectivas insatisfacciones de lo recto y lo oblicuo por permanecer en el orden de discurso que les corresponde, debemos reflexionar.

Esa insatisfacción es causa de que la ley y el psicoanálisis puedan abdicar de la lógica férrea y de la férrea moral de sus órdenes respectivas, a desdoro de ambas.

Cuando los jueces comenzaron a valerse de los frenólogos, se empezó a relacionar la forma del cráneo o del nacimiento de los cabellos con la «forma» del delito, y, por lo tanto, también con la «forma» de la pena, de manera que cabía esperar una cabeza en forma de pera antes de delinquir, para, a partir de ello, ser juzgado después de cometido el delito con mayor clemencia que si se era portador de un cráneo con otra forma y autor de un delito de igual calibre.

Pero es que también ahora, en la peritación psiquiátrica, en el alegato del abogado y quizá en la sentencia misma, abundan referencias a lo inconsciente, al yo, al superyó o a la catexis objetual. La forma del cráneo se sustituye por la forma aún menos palpable del psiquismo.

Por desgracia, persiste la intersección de los órdenes, el supuesto recto del derecho y el supuesto oblicuo de la psicología. El psicoanálisis exporta al derecho el léxico de la relación (entre analista y analizado se da una relación), mientras que entre la ley y el reo se da una interacción, pero no una relación: si la ley elimina la injusticia del delito (el hecho evidente por donde comienza el caso judicial), ¿cómo puede eliminar la culpa (el hecho preliminar por el que empieza el caso analítico)?

Todavía en «Varios tipos de carácter descubiertos en la labor analítica», Freud escribe lo siguiente:

> Pero en la mayoría de los demás delincuentes (esto es, aquellos que actúan *según el mecanismo antes descrito*),[7] en aquellos para los cuales se han hecho realmente las leyes penales, tal motivación [del delito] podría muy bien ser tomada en consideración; aclararía esto algunos puntos oscuros de la psicología del delincuente y podría suministrar un nuevo fundamento psicológico a la pena.

Obsérvese bien que en este texto Freud no hace referencia a la posibilidad de que esta explicación psicológica modifique, atenuándola, la responsabilidad del reo, sino que simplemente alude a la posibilidad de fundamentar la pena a nivel psicológico, lo que no significa fundamentar a nivel psicológico la «capacidad penal», esto es, la capacidad jurídica de actuar. En cambio, criminólogos, psicoanalistas y psiquiatras han usado este escrito para fundar una especie de criminología psicoanalítica en la que el orden del discurso psicoanalítico se constituye en legitimador de la desrresponsabilización del reo. En este sentido, la noción misma de «peritación psiquiátrica» (hoy en día cada vez más centrada en valoraciones de orden psicodinámico) se ha corrompido por confundir el derecho con una especie de místico y metahistórico «derecho inconsciente».

---

7 El mecanismo según el cual el sentimiento de culpabilidad precede y determina el delito.

En 1927, Freud publica, como introducción a *La versión original de «Los hermanos Karamázov»,* que contiene los esbozos y las fuentes de la novela de Dostoyevski, un ensayo con el título «Dostoyevski y el parricidio».[8] En este escrito —en el que Freud examina la personalidad del escritor ruso, el novelista, el neurótico, el moralista y el pecador— encontramos algunas observaciones importantes que ponen en relación el orden del discurso de lo inconsciente y el del derecho.

Si fuera cierto que Dostoyevski no sufrió ataque alguno mientras estuvo en Siberia, ello confirmaría que sus ataques [epilépticos] eran su castigo, no necesitándolos, por lo tanto, mientras sufría otro de distinto género.[9] [Más aún] [...] La condena de Dostoyevski como delincuente político fue injusta: Dostoyevski tenía que darse cuenta de ello; pero aceptó el castigo inmediato que el zar (el padrecito) le imponía, como sustitución del castigo al que su pecado contra su verdadero padre le había hecho acreedor. En lugar de entregarse al autocastigo se dejó castigar por el representante del padre. En este punto vislumbramos una parte de la justificación psicológica de las penas impuestas por la sociedad.[10]

Y, a propósito de la ocurrencia pronunciada en el alegato ante el tribunal que juzga el parricidio de Karamázov —«la psicología es un arma de doble filo»—, Freud observa que:

No es la psicología lo que merece la burla, sino el procedimiento judicial. Es indiferente quién haya cometido en verdad el crimen; para la psicología lo único que realmente importa es quién lo ha deseado en su fuero interno y ha aco-

8 S. Freud, *Opere 1924-1929*, vol. x, Turín, Boringhieri, 1972, pp. 521-538 [trad. cast.: *Obras completas,* II, Madrid, Biblioteca Nueva, 1968, pp. 1136-1145].

9 *Ibid* [*Obras completas*, II, p. 1141].

10 *Ibid.*

gido gustoso su realización, y por eso son igual de culpables todos los hermanos [...] tanto el vividor entregado a sus instintos como el cínico escéptico y el criminal epiléptico.[11]

Con la *linealidad torcida* de lo inconsciente, podemos decir que «todos los hermanos», absolutamente todos, antes y después de los Karamázov, son culpables, con o sin cadáver asesinado de por medio. Pero, por supuesto, no pretendemos que esta linealidad torcida influya en la lógica recta del derecho. Si no fuera así, jueces reales y reos reales deberían permanecer bien alejados de lo inconsciente, que, como sabemos, es excesivo. En 1930, Freud fue invitado a redactar una opinión profesional por el jurista vienés Josef Hupka, que defendía a un joven que se reconocía culpable de parricidio. Hupka esperaba que Freud, utilizando la teoría del complejo de Edipo, contribuyera a liberar al joven imputado de su responsabilidad penal. En la breve «Nota» escrita para rechazar el encargo,[12] Freud cuenta una historia yidis: «Ha habido un robo con fractura; se condena a un hombre por haber hallado en su poder una ganzúa. Leída la sentencia, se le pregunta si tiene algo que agregar, y, sin vacilar, exige ser condenado además por adulterio, pues también tendría en su poder la herramienta para el mismo». Freud, comentando la jocosa historieta yidis, destaca que el complejo de Edipo es una experiencia de todos los seres humanos («todos los hermanos son culpables»), pero que justo en razón de su omnipresencia no resulta idóneo para fundamentar un juicio de culpabilidad (todos los varones disponen, en efecto, del «arnés», si bien su presencia no sustenta un juicio de culpabilidad por adulterio). Y si un juicio de culpabilidad no se fundamenta, tampoco puede hacerlo uno de inocencia: el complejo de Edipo no puede constituir la legitimación moral y jurídica del

11 *Ibid* [ibíd., p. 1143].

12 S. Freud, *Opere 1930-1938*, vol. XI, Turín, Boringhieri, 1972, pp. 47-49 [trad. cast.: «La peritación forense en el proceso Halsmann», en *Obras completas*, III, Madrid, Biblioteca Nueva, 1968, pp. 533-535].

crimen de modo que pueda ofuscar o atenuar la culpabilidad (tal vez, quién sabe, en el fuero interno podría atenuar la culpa, pero no la culpabilidad: y, en el medio, entre culpa y culpabilidad, está el *Agieren* del delincuente).

Estos escritos de Freud constituyen la base sólida que deslegitima el «uso práctico» del psicoanálisis (y más en general de la psiquiatría) en criminología. La potestad judicial no puede ni debe recibir iluminación psicoanalítica alguna (y Freud así lo aconseja); no hay aplicación del psicoanálisis a las disciplinas jurídicas (y Freud lo excluye) en cuanto no hay fundamento psicológico en la responsabilidad penal (y Freud lo afirma).

De manera irracional, ese escrito acerca del delincuente por sentimiento de culpabilidad se pone como base de la criminología psicoanalítica cuando Freud —con espíritu utópico—, en cambio, habla del fundamento psicológico de la pena, pero no del fundamento psicológico de la comprobación del hecho o de la capacidad penal o de la imputabilidad. Solo que —o más bien incluso— Freud imagina una pena que, aparte de estar fundada sobre los principios de la retribución y de la prevención (los principios que informan la concepción de la pena a partir de Cesare Beccaria), se funda también en la subjetividad del reo. En otras palabras, si es verdad que los derechos de lo inconsciente no deben atenuar los deberes de ciudadano, también lo es que los derechos del ciudadano (incluidas sus necesidades psicológicas) asimismo permanecen plenos y vitales mientras se cumple la pena.

En el espíritu sobre Dostoyevski, Freud formula netamente la separación entre el orden jurídico y el orden psicoanalítico, siendo el objetivo de la acción penal la comprobación, el juicio y la sanción, mientras que el del psicoanálisis es y debe continuar siendo de manera exclusiva el conocimiento y la reconstrucción de la historia del sujeto. De hecho, no se trata de que lo que se comprueba, juzga y sentencia también sea conocido ni de que lo que es conocido y reconstruido asimismo llegue a ser juzgado y sancionado. Escribe Ernesto Venturini:

El diagnóstico psiquiátrico se conecta al razonamiento médico, mientras que la consulta pericial sigue la lógica jurídica. La peritación, en consecuencia, representa un híbrido, porque se forma entre dos escenarios diferentes, se mueve entre dos ópticas que persiguen fines desiguales y tienen métodos diferentes: el delito y la ciencia médica. Mientras el objetivo de la medicina se dirige a la salud de la persona, el de la justicia se dirige a la seguridad y defensa del orden político social existente.[13]

No olvidemos que Dostoyevski no necesita castigarse cuando es el zar quien lo hace, pero el sistema punitivo de lo inconsciente no es metahistórico (es decir, localizado en un lugar inaccesible para la historia, sino, y nadie sabe por qué, solo accesible para los psicoanalistas), sino que, más bien, interactúa con el sistema punitivo de la historia, es decir, con el sistema punitivo del Estado. Dicho de otra manera, si es ilegítima una interacción formal entre ambos sistemas punitivos, promovida y regulada por el derecho o por el psicoanálisis (y el mejor ejemplo es la peritación psiquiátrica), es, no obstante, cierto e innegable que estos dos sistemas interactúan entre sí «en» el sujeto: cuando el zar castiga, las crisis cesan y a la inversa. Pero esta interacción «en el sujeto» es un evento privado que pertenece al sujeto y le es inalienable: esa propiedad que todo individuo tiene de las interacciones entre el orden de lo inconsciente y el orden de la ley no puede ser usada para influir en la potestad judicial del Estado, ya sea para agravar la pena, ya sea para atenuarla.

Esta relación entre el sistema imputativo y punitivo de lo inconsciente y el del derecho pertenece al sujeto-ciudadano como *habeas ad subjiciendum* (es decir, un *habeas mentem* aparte del *habeas corpus*).

Según Giacomo Contri, podemos pensar el trabajo de lo inconsciente como una obra de justicia y, de manera más exacta,

---

13 E. Venturini, D. Casagrande y L. Toresini, *Il folle reato*, Milán, Franco Angeli, 2010, p. 146.

de justicia retributiva;[14] así, tanto en el derecho como en la teología moral, a la culpa le sigue una necesaria *satisfactio operis* (y son *opera* la pena, el arrepentimiento y tambíén el trabajo psicoanalítico) que pueda respetar la deuda que se ha contraído (en alemán, «culpa» es *Schuld;* en el alto alemán, «deuda» es *Sculd)*.

Aunque estos diferentes sistemas de justicia designan significados, se sirven no obstante de significantes que solo tienen sentido dentro de cada sistema; como si se tratara de lenguajes diferentes en los que las palabras tienen sentido solo en el interior de cada uno de ellos, incluso aunque designen un significado verdadero para todos e incluso para aquellos que no hablan aquel lenguaje. Sin embargo, préstamos y mezclas solo conducen a la producción de un mal lenguaje, abstracto e infantilmente universal como un burdo esperanto de la justicia.

Situado fuera de la «propia verdad» (la del *fuero* interno), o fuera de la «verdad de la ley» (la del *foro* externo), el sujeto se ve obligado a rendir cuentas con sistemas imputativos diferentes, que tienen *Grund Normen* diferentes y, por consiguiente, desarrollos formales distintos cuya posible unidad es solo prerrogativa interna el sujeto.

Para cada individuo, las alquimias y los reajustes que derivan de la interconexión entre sistemas diversos localizados dentro y fuera del sujeto son inaprensibles y, por lo tanto, nadie en nombre de otro podrá, con la finalidad de hacer justicia, sumar o sustraer según una ratio vulgar y abusiva, síntomas, sufrimientos, años de cárcel, buenas obras, penitencias, sesiones psicoanalíticas prescritas *ex lege:* es el derecho a no sentirse atrapados que constituye el *habeas mentem.*

De ese derecho es consciente Freud, que, en su introducción al estudio psicológico sobre Thomas Woodrow Wilson,[15] se plan-

---

14 G. Contri, *Lavoro dell'inconscio e lavoro psicoanalitico*, Milán, Edizioni Sic, 1985.

15 S. Freud, *Opere 1930-1938*, vol. XI, *op. cit.*, p. 38 [trad. cast.: *El presidente Thomas Woodrow Wilson. Un estudio psicológico [Caso Presidente Wilson]*, Buenos Aires, Letra viva, 1973].

tea un problema en cierta manera curioso, a saber: si es legítimo hacer público ese trabajo sin violar un derecho. Freud concluye que solo cuando el sujeto sobre el que se quiere indagar «deje el mundo de los vivos» será lícito «contárselo a otros». En el fondo, el escrito sobre Wilson es la única «peritación psiquiátrica» que pudo haber escrito Freud «para la curiosidad del biógrafo, pero también del criminólogo o del historiador de los hombres en general». En la peritación sobre Wilson hay una investigación psicológica, llevada a cabo con métodos psicoanalíticos, y una «condena» que atañe al presidente estadounidense. Y vemos que la única peritación escrita por Freud fue para un muerto, es decir, cuando aquel dejó de tener cualquier eficacia jurídica posible. En este escrito, Freud reafirma las respectivas autonomías del lenguaje del derecho y el del psicoanálisis, unidas en el fuero interno del sujeto aunque desunidas en su acontecer público.

Esta discontinuidad entre la justicia en cada uno y la justicia para cada uno funda la imposibilidad de una peritación psicológica que tenga efectos jurídicos.

En *Moby Dick,* de Herman Melville, el capitán Ahab perece con el hundimiento del Pequod provocado por la ballena, mientras que el inocente Ismael es el único superviviente del desastre. Pero ¿y si hubiese sido Ahab quien se salvara y hubiera sido conducido ante el tribunal encargado de juzgar los delitos cometidos por los hombres del mar (el mismo tribunal que debe juzgar a Jim en *Lord Jim,* de Joseph Conrad)? No hay duda de que Ahab, infringiendo toda regla y todo deber propio de un capitán de navío, hizo prevalecer su propio interés personal (perseguir a Moby Dick) por encima de los intereses de su tripulación (su seguridad) y de los de los armadores (sus bienes y sus mercancías). Ahab sigue rumbos irrazonables —según la razón que convendría a un capitán de ballenero—: rechaza colaborar en la búsqueda de un náufrago (un adolescente, hijo del comandante del ballenero Raquel), destruye los instrumentos náuticos iniciando una navegación sensitiva, lleva las lanchas al desastre contra todo sentido común, ignora el parecer de sus propios oficiales, ofrece dinero a la tripulación para conseguir complicidades e involucra así a hombres y mercancías en su batalla privada contra Moby Dick.

Ahab ha cometido muchos crímenes y debería ser castigado por la ley, pero es probable que este no fuera el parecer de un perito psiquiatra. El examen psicológico, psicoanalítico y psiquiátrico observaría que Ahab persigue algo que lo persigue a él, se defiende de aquello que los jueces llaman «delito», pero que en realidad no es sino el perfeccionamiento de una culpa y la determinación de una amenaza indeterminada.

Para defenderse, Ahab se ve obligado a tomar medidas eficaces. Así, el acoso y la caza rabiosa y ciega de la ballena blanca no son más que los medios que se abocado a tomar en «legítima defensa». La distancia entre la legitimidad de estos medios y las nefastas consecuencias que estos implican es la distancia de la locura. El ser-fuera-de-sí, extático, de Ahab lo sitúa fuera del derecho y lo fuerza a lo oblicuo (lo torcido no encaja con el derecho). Ahab ha de tener una respuesta que pueda entender, es decir, que le pertenezca igual que le pertenece la pregunta que ha formulado persiguiendo a Moby Dick.

El juez y el perito son hombres de mundo (del mismo mundo) y, en lugar de llevar a las extremas consecuencias sus respectivas lógicas —castigo máximo o absolución total—, se pondrán de acuerdo para que Ahab acabe siendo un poco castigado y un poco curado, de modo que la ley condene a la cura y la cura también sane con la pena.

Y así los jueces habrán visitado parte del mundo de lo oblicuo y, los psicólogos, parte del mundo del derecho.

Al final, hay algo que, no obstante, une pena y cura: la fatiga. Las estructuras en las que se desarrolla, respectivamente, el trabajo de la cura y el de la pena son «instituciones», con la diferencia de que en las instituciones de la pena los derechos del condenado son violados de manera sistemática y, en las de la cura, aunque eso también podría suceder, tal vez ocurra un día sí y otro no.

Pero si perseguir la utopía de una liberación del trabajo de la pena y de la cura resulta lícito, ¿es realmente ineluctable que al delito y a la enfermedad deban corresponder instituciones en las que se cumpla el trabajo de la pena y de la cura o no es posible imaginar una pena y una cura sin instituciones que los contengan?

5. Salud mental global: barreras y desafíos

Aunque de manera un poco artificiosa, podría considerarse la Conferencia de Caracas de 1990 como el primer gran acontecimiento de salud mental con repercusión «global».

La Conferencia para la reestructuración de la atención psiquiátrica en América Latina,[1] promovida por la Organización Panamericana de la Salud (OPS, la rama de la OMS responsable de todo el continente americano), se organizó con la colaboración técnica y financiera del Instituto de Investigaciones Farmacológicas Mario Negri, de Milán, y tuvo lugar en noviembre de 1990. Su principal objetivo consistía en crear una red internacional de expertos en salud mental, para asumir el compromiso de apoyar un proceso de cuestionamiento radical de la hegemonía del hospital psiquiátrico en América Latina. Participaron parlamentarios, planificadores de salud pública, psiquiatras, juristas y activistas de derechos humanos de once países latinoamericanos (Argentina, Brasil, Chile, Colombia, Costa Rica, Curazao, Ecuador, México, Nicaragua, Panamá, República Dominicana, Uruguay y Venezuela), de Estados Unidos y de Canadá. A la conferencia se adhirieron las cinco principales asociaciones profesionales psiquiátricas internacionales, los centros colaboradores de la OMS de Italia, España y

---

1 Organización Panamericana de la Salud (OPS), «Reestructuración de la atención psiquiátrica: bases conceptuales y guías para su implementación», Washington, OPS - Istituto Mario Negri, 1991.

Suecia, además de la Comisión de Derechos Humanos de la Organización de los Estados Americanos (OEA).

La declaración que se promulgó al final de la conferencia, tras una intensa y a menudo animada y «conflictiva» discusión, manifestaba la necesidad de realizar reformas legislativas en los países del continente, con el fin de promover mayores garantías para los derechos de los pacientes y la necesidad de empezar de inmediato un proceso sustancial de reforma de la asistencia psiquiátrica que reemplazara la hegemonía del hospital psiquiátrico por una amplia y eficaz red de servicios comunitarios de salud mental. Al final de la conferencia se constituyó un consorcio internacional de centros de salud mental progresistas, que se comprometían a proporcionar asistencia técnica a los países que se habían unido a la Declaración de Caracas. Muy pronto, este documento se transformó en referencia político-técnica para todos aquellos operadores, autoridades sanitarias y movimientos que querían iniciar procesos de reforma de la asistencia psiquiátrica en América Latina. Durante muchos años se mantuvo en las instalaciones de servicios psiquiátricos la costumbre de exponer el manifiesto que contenía el texto de la Declaración de Caracas, para significar con ello la adhesión a la misma, indicar una pertenencia y una opción de campo. En algunos casos, el documento se utilizó como referencia en la jurisprudencia inherente a los procedimientos de denuncia de las violaciones de los derechos humanos de los pacientes, hasta el punto de que, en algunos casos, la misma Inter-American Commission on Human Rigths (Comisión Interamericana de Derechos Humanos de la OEA) aludía a los principios enunciados por la Declaración de Caracas como protocolo estándar.

De Caracas en adelante, hemos sido testigos de desarrollos internacionales y nacionales importantes, tanto en lo que concierne al crecimiento de los movimientos de salud mental pública, orientados a la promoción de los servicios territoriales de la salud mental, como en lo concerniente a la promoción y defensa de los derechos humanos de los usuarios de la psiquiatría. En la escena internacional se han visto actores institucionales muy diferentes, aunque, en suma, todos guiados por preocupaciones muy similares: las agencias de Naciones Unidas (y, en primer lugar, la OMS), la Unión Europea, la OEA, algunos gobiernos nacionales, la sociedad civil, muchísimos profesionales de la salud, expertos en salud pública y operadores de la salud mental y las asociaciones de usuarios y familiares (si bien, de entre todos ellos, los psiquiatras son los que en general se muestran más reacios al cambio).

En estos 27 años después de la Declaración de Caracas, algo, aunque no mucho, ha variado en sentido positivo en la organización de la asistencia psiquiátrica en algunos (todavía pocos) países, al tiempo que la intensa acción de las organizaciones globales ha promovido un cambio sustancial de paradigma que sitúa en el centro de interés los derechos y la inclusión social.

No podemos decir que los cambios positivos en los diversos países hayan sido promovidos por las iniciativas globales ni tampoco lo contrario. Es razonable pensar que, en los países en los que ya existían fermentos innovadores y experiencias de transformación de la asistencia psiquiátrica, los mensajes que provenían del foro global pretendían apoyar las transformaciones y que el cambio de paradigma del «discurso global» alentaba y hacía visibles los procesos de reforma, en lugar de ignorarlos como había sucedido en el pasado. Téngase en cuenta que en 1990, con ocasión de la Conferencia de Caracas, el entonces director del programa de salud mental de la OMS ni siquiera consideró importante participar y se limitó a enviar a uno de sus funcionarios.

La tabla que a parece a continuación muestra las fechas más destacadas de desarrollo del movimiento global para la salud mental.

Podemos decir con toda seguridad que hasta 1996, cuando se creó la iniciativa de la OMS Nations for Mental Health,[2] la OMS se limitaba a ocuparse de la clasificación de las enfermedades y pro-

---

2 World Health Organization (WHO), «Nations for Mental Health: Final Report», Ginebra, WHO, 2002.

movía modelos de asistencia psiquiátrica alineados con los modelos biomédicos tradicionales del *establishment* psiquiátrico conservador occidental.

EL DESARROLLO DEL MOVIMIENTO GLOBAL PARA LA SALUD MENTAL

1990   Declaración de Caracas.

1995   Publicación del «World Mental Health Report» por el Department of Social Medicine de Harvard.

1996   Inicio del Programa de la OMS «Nations for Mental Health».

2001   Publicación del Informe Mundial de la OMS sobre la Salud Mental.

2004   Publicación del primer Atlas OMS de los Sistemas de Salud Mental.

2006   Publicación del Informe «Control of Priority Deseases in Developing Countries» por el Banco Mundial, la OMS y la Fundación Fogarty.

2007   Publicación de la primera *Lancet Series on Mental Health*.

2008   Convención de Naciones Unidas sobre Derechos de las Personas con Discapacidad.

2009   Inicio del programa global de la OMS: mhGAP y comienzo de las actividades del Movement for Global Mental Health.

2010   Aprobación por parte de la Asamblea General de la OMS de la Estrategia global para reducir el uso nocivo del alcohol.

2011   Publicación de la segunda *Lancet Series on Mental Health*.

2013   Aprobación por la Asamblea General de la OMS del Global Mental Health Action Plan.

2016   Reunión Banco Mundial/OMS sobre la Depresión.

2017   Lancet Commission on Global Mental Health.

Por lo tanto, el discurso global ofrece sin duda paradigmas innovadores (al menos en apariencia) y ha desempeñado un papel de apoyo indirecto de las pocas aunque reales innovaciones que ocurren en algunos países.[3]

Podríamos decir que la mayor contribución que el discurso global ha sabido ofrecer en los últimos veinte años ha consistido en afinar la capacidad de describir el peso epidemiológico y el papel de las enfermedades mentales en el contexto general de la salud.

La introducción de las mediciones de los DALYS y de los YLDS (*Disability Adjusted Life* y *Years Lived with Disability*) —explicados más adelante—, la mayor sofisticación de las encuestas nacionales, la introducción de variables socioeconómicas y la medida del hiato asistencial son procedimientos innovadores que han permitido no solo descripciones más fiables y completas, sino también la implementación de políticas de salud mental más inteligentes.

Sin embargo, al plantearnos la pregunta de si los datos producidos en esos veinte años han cambiado la asistencia psiquiátrica, la respuesta no es positiva. Digamos que los nuevos conocimientos de salud mental pública han sabido introducir la cuestión de la salud y de la enfermedad mental de un modo más prominente en las agendas nacionales de salud de algunos países, con la consecuencia positiva de que, en ciertos casos, las inversiones en salud mental han crecido. Se ha creado, además, un amplio y activo movimiento de *advocacy* (defensa y promoción) global que, sin embargo, se ha limitado a promover una mayor financiación para la investigación y más visibilidad internacional para los grupos académicos líderes de la llamada *global mental health*.[4]

La amplia campaña contra el estigma ha producido sobre todo financiación para la investigación, publicaciones, congresos, pero no sabemos en qué medida ha contribuido efectivamente a dismi-

---

3 M. Ravazzini y B. Saraceno, *Salute urbana*, Milán, il Saggiatore, 2014.

4 V. Patel y M. Prince, «Global Mental Health: A New Global Health Field Comes of Age», *JAMA* 303/19 (2010), pp. 976-977.

nuir la discriminación y las violaciones de los derechos humanos. A propósito del estigma, sería útil reflexionar sobre el énfasis que en los últimos diez años el *establishment* psiquiátrico ha puesto sobre la noción de «estigma» y sobre los innumerables proyectos para educar e informar al público, con el fin de reducir ese estigma: a veces se tiene la impresión de que ese entusiasmo antiestigma de los psiquiatras es resultado de una curiosa mezcla de proyección de la culpa al exterior (es la sociedad la que estigmatiza a los enfermos y nosotros debemos informarla y educarla), de reducción del problema de los derechos de los usuarios de la psiquiatría a una cuestión de estigma y, por último, del papel no del todo transparente de la industria farmacéutica, que se afana en financiar iniciativas antiestigma. En efecto, la industria farmacéutica nunca se ha interesado por financiar campañas a favor de los derechos humanos de los usuarios de la psiquiatría, ni tampoco se ha preocupado por los abusos cometidos contra ellos, sino que, por el contrario, parece muy interesada en lanzar a la población en general el mensaje antiestigma cuando afirma que «la enfermedad mental es una enfermedad como cualquier otra de tipo somático, porque es una alteración del cerebro, que puede corregirse». De nuevo, la esperanza de la industria reside en que la buena causa de la lucha contra el estigma conduzca de manera implícita al aumento de la población de los *tratables* que al final puedan ser *tratados*.

En este sentido, no se trata de negar la importancia del estigma asociado a la enfermedad mental y, por supuesto, es algo bueno que ese estigma disminuya y que la mayor parte de las iniciativas que promueven su disminución sean encomiables. Sin embargo, la lucha contra el estigma no ha modificado la sistemática violación de los derechos humanos a la que miles de usuarios de la psiquiatría todavía están expuestos en cualquier parte del mundo.

El gran movimiento iniciado por la oms en 2008[5] para superar el hiato entre «necesitados de intervención psiquiátrica que reci-

---

5 World Health Organization (who), «mhGAP: Scaling up care for mental, neurological, and substance use disorders», Ginebra, who, 2008.

ben tratamiento psiquiátrico» y «necesitados de intervención psiquiátrica que no reciben tratamiento psiquiátrico» fue, ciertamente, capaz de recoger un aspecto central del problema, esto es, la grave exclusión de los problemas psiquiátricos en las intervenciones sanitarias ofrecidas en muchísimos países pobres y ricos. El interés de los datos sobre el hiato de tratamiento se halla, entre otras cosas, en el hecho de que permite poner de manifiesto una exclusión del tratamiento psiquiátrico también en países de rentas altas. Así, si en las naciones en vías de desarrollo el hiato puede llegar hasta el 85 % de casos no tratados, en las industrializadas puede acercarse al 50 %. El epidemiólogo estadounidense Ron Kessler ha mostrado que, en 2005, la proporción de personas con un trastorno psiquiátrico que en Estados Unidos habían recibido algún tratamiento era solo del 32,9 %, mientas que en Rusia solo el 25 % de los casos de depresión mayor había recibido un tratamiento.[6]

Hay que subrayar que no solo se trata de un hiato de tratamiento, sino también de recursos humanos y financieros destinados a la salud mental.[7] Piénsese que, en el continente africano, frente a una mediana de 0,17 graduados en medicina para 100 000 habitantes (casi cinco médicos por cada tres millones de habitantes), la mediana de los psiquiatras para 100 000 resulta cero (en Europa, la mediana de los psiquiatras por cada 100 000 habitantes es de 0,36, o sea, hay 11 psiquiatras por cada tres millones de habitantes). Este *gap* de recursos humanos competentes se explica si se consideran los financiamientos decididamente escasos para la salud mental: en los países con rentas bajas, solo el 0,53 % del presupuesto para salud se destina a la salud mental, contra el 5,10 % en los países de rentas altas (con algunas excepciones

<hr>

6 R.C. Kessler, O. Demler, R.G. Frank, M. Olfson, H.A. Pincus, E.E. Walters, P. Wang, K.B. Wells y A.M. Zaslavsky, «Prevalence and treatment of mental disorders, 1990 to 2003», *The New England Journal of Medecine* 352/24 (16 de junio de 2005), pp. 2515-2523.

7 World Health Organization, «Mental health Atlas 2011», Ginebra, 2011.

loables como Reino Unido, donde el porcentaje alcanza el 14 % del gasto sanitario).

Cabe preguntarse, sin embargo, porqué los progresos son tan lentos y tan esporádicos cuando las estrategias de intervención para la salud mental no son de las más costosas, si se comparan con otras intervenciones de alta complejidad médica. La intervención en salud mental costo-efectiva no requiere tecnologías sofisticadas, puede reducir al mínimo el recurso a la hospitalización, utiliza fármacos de coste modesto (mientras no se utilicen fármacos de última generación, más costosos pero no más eficaces que aquellos menos caros y más antiguos) y, como única inversión real, se sirve de personal adecuado en número y formación.

Sin embargo, cuesta que la innovación y las reformas se consoliden, al margen de unas pocas excepciones. No hay una única explicación para ese estado de cosas, pero existen muchas barreras[8] que contribuyen al escandaloso estatismo de la asistencia psiquiátrica, que, cuando la hay, en el peor de los casos está constituida por la miseria y el internamiento y, en el mejor, por la aplicación de modelos biomédicos asfícticos y, en todo caso, alejados de las complejas necesidades psicosociales de los usuarios.[9]

La primera barrera se halla representada por la centralización, o, mejor dicho, por el secuestro de los recursos humanos y financieros por parte de las grandes instituciones psiquiátricas. Grandes o pequeños hospitales, por lo general concentrados en las ciudades más grandes o solo en la capital, todavía representan el modelo de referencia de la asistencia psiquiátrica en todo el mundo. Las diferencias son muchas y en parte se deben a los recursos disponibles (manicomios primitivos y concentracionarios, o bien hospitales psiquiátricos modernos pero igualmente concentra-

---

8 B. Saraceno, M. van Ommeren, R. Batniji, A. Cohen, O. Gureje, J. Mahoney, D. Sridhar y C. Underhill, «Barrieres to improvement of mental health services in low-income and middle-income countries», *The Lancet* 370 (2007), pp. 1164-1174.

9 B. Saraceno, *Discorso globale, sofferenze locali*, Milán, il Saggiatore, 2014 [trad. cast.: *Discurso global, sufrimientos locales: análisis crítico del movimiento por la salud mental global*, Barcelona, Herder, 2018].

cionarios) o a políticas más o menos orientadas a la asistencia extrahospitalaria; de la ausencia total de cualquier forma de psiquiatría territorial a la frecuente presencia simultánea de hospitales psiquiátricos y de servicios territoriales.

No obstante, la costo-efectividad de estos modelos es bajísima y, además, las violaciones de los derechos humanos en los hospitales psiquiátricos son la regla más que la excepción. Sin embargo, el *establishment* psiquiátrico persiste en la decidida defensa de este modelo y obstaculiza cualquier intento serio de superación del hospital psiquiátrico. Los argumentos son transversales a culturas y condiciones socioeconómicas, porque no pertenecen propiamente a la realidad y a las necesidades nacionales de las comunidades y de aquellos que necesitan intervención psiquiátrica, sino, más bien, a la cultura internacional biomédica del *establishment* psiquiátrico. Se trata de unos argumentos que, a partir de las experiencias basaglianas de finales de la década de 1970, han sido desarbolados por completo e invalidados, pero que se van proponiendo de forma obsesiva: las familias no quieren a los pacientes en casa (aunque si estas recibieran un fuerte apoyo de los servicios territoriales cambiarían de idea con facilidad); no tienen espacio para acoger a su familiar (pero si existiera una red capilar de estructuras, residencias o apartamentos con diversos grados de protección, este inconveniente se superaría); los pacientes no son autosuficientes y necesitan asistencia y curas (pero si existiese una red capilar de estructuras, residencias, apartamentos con diversos grados de protección, este inconveniente se superaría); los pacientes son peligrosos (si bien la peligrosidad depende de la coercitividad ejercida por los contextos institucionales, y crece o disminuye en función de si el sistema de servicios la alimenta o sabe desincentivarla); el modelo territorial cuesta demasiado (en realidad, se ha demostrado lo suficiente que cuesta lo mismo que el institucional, con diferencias sustanciales respecto de la racionalidad del gasto, que se distribuye según la intensidad de las necesidades sobre el territorio mientras que se nivela en una homogeneidad opaca en las instituciones). Esos son los argumentos capciosos y frágiles que, no obstante, esconden uno real y decisivo: el hospital psiquiátrico —y más en general, el hospital— permite la aplicación exclusiva o dominante del modelo biomédico y, por lo tanto, lo protege y lo reproduce. Este es el argumento que los psiquiatras no saben o no quieren explicitar, y que perpetúa un debate entre sordos que escuchan sin entender o sin querer entender.

La segunda barrera se sustenta en una dificultad histórica: integrar las intervenciones para la salud mental en el nivel de la medicina general básica. Dicha dificultad permanece casi inalterada, a pesar de la fuerte inversión de las autoridades sanitarias, tanto en el campo de la formación como en el de la promoción de modelos de cambio de tareas *(task shifting)*. El personal de medicina general, de hecho, no solo está por lo general escasamente formado o motivado, sino que, sobre todo, está sometido a una carga de trabajo que a menudo apenas permite unos pocos minutos de disponibilidad para cada paciente.

En algunos países, además, la disponibilidad, en el ámbito de la de medicina general, de fármacos psicotrópicos suele ser muy reducida, tanto en lo referente a la tipología como a la cantidad.

Las experiencias de integración de la salud mental en la medicina general tienen una historia bastante antigua, de al menos cuarenta años, si bien los resultados son menos significativos de lo que la inversión permitiría suponer.

En primer lugar, a menudo se ha cometido el grave error de diseñar modelos de integración que claramente separan las intervenciones para los llamados *common mental disorders*, es decir, los casos de menor complejidad (confiados a la medicina general) de las intervenciones para los *severe mental disorders*, es decir, los casos graves (confiados a la psiquiatría, o sea, a los especialistas, que actúan en el tercer nivel —el hospital— y a veces en el segundo nivel —el servicio territorial—). Las consecuencias de esta distribución basada en el diagnóstico y en la clínica han creado, de hecho, dos sistemas paralelos y poco comunicantes: uno ligero para los casos menos graves (en los que los médicos de medicina general se limitan a tratamientos farmacológicos de contención y derivan los pacientes al nivel de especialización tan pronto como se encuentran con un empeoramiento) y uno profundo para los casos graves que perpetúa la lógica hospitalaria, según la cual la respuesta a estos solo puede ser un ingreso en el hospital (psiquiátrico en la mayoría de los casos y hospital general en ocasiones). Este doble sistema perpetúa la psiquiatría institucional y no descentraliza el personal especializado hacia la comunidad. También se trataba tanto de reagrupar categorías de pacientes como de hacer permeable el sistema de asistencia y cura al favorecer la contigüidad entre especialistas y no especialistas, o sea, al favorecer la capacidad de la medicina general para ocuparse de todos los casos con el intenso apoyo del nivel secundario especializado. De este modo, la alianza entre el nivel secundario y el primario habría permitido la creación de un eficaz filtro para el uso del hospital, también en los casos más graves (reservando, en todo caso, para las situaciones más agudas y difíciles de gestionar la posibilidad de recurrir a ingresos breves en el hospital general). Se ha hablado mucho de integración entre medicina general y psiquiatría: se cuentan experiencias positivas, pero raras veces ha habido posibilidad de documentarlas, dando lugar a una narrativa de dudosa fiabilidad. Otras experiencias que sí han sido documentadas han funcionado bien, pero se han limitado a confiar solo los casos no graves a la medicina general.

Otros intentos más complejos y articulados han consistido en la integración efectiva de los dos niveles mediante metodologías de *task shifting* (es decir, cualificación del personal menos formado para tareas más especializadas), o con mecanismos de supervisión por parte de los especialistas, o creando figuras profesionales intermedias entre el médico de base y el especialista.[10]

---

10 Afirmación corroborada por tres artículos: R. Araya, G. Rojas, R. Fritsch, J. Gaete, M. Rojas, G. Simon y T.J. Peters, «Treating depression in primary care in low-income women in Santiago, Chile: a randomised controlled trial», *The Lancet* 361 (2003), pp. 995-1000; V. Patel, H. Weiss, N. Chowdhary, S. Naik, S. Pednekar, S. Chatterjee, M. de Silva y B. Bhat, «Effectiveness of an intervention led by lay health counsellors for depressive and anxiety disorders in primary care in Goa, India (MANAS): a cluster randomised controlled trial», *The Lancet* 376/9758 (2010),

La tercera barrera consiste en la escasísima inversión (en algunos países, casi nula) en el nivel secundario de asistencia, es decir, el nivel especialista extrahospitalario. En esencia, el sistema de salud mental con frecuencia se basa en los niveles terciarios (hospital psiquiátrico y/o general) y primario (con las limitaciones a las que se aludía con anterioridad). El resultado de esta organización irracional, que omite la presencia de intervenciones especializadas en el nivel comunitario-territorial, es un sistema que dedica la mayor parte de sus recursos al hospital psiquiátrico, donde se internan los casos severos y moderados y que dedica poco o nada a la medicina general, que debería gestionar la demanda de casos menos comprometidos y que recurre al hospital cuando la demanda se presenta más compleja y complicada. Este modelo es, simplemente, desastroso, ya que:

- mantiene y perpetúa el papel hegemónico del hospital psiquiátrico;
- no descentraliza los recursos especializados en las comunidades donde viven los pacientes;
- no garantiza ningún apoyo a las familias;
- no apoya la medicina general en su tarea de dar respuesta a casos psiquiátricos;
- no permite la construcción de redes de apoyo comunitario a los pacientes que requieren intervenciones de larga duración.

Aparte de ser desastroso, se trata del modelo más extendido y sostenido por el *establishment* psiquiátrico.

La cuarta barrera consiste en la debilidad de una presión unitaria y coherente de usuarios y familiares, tal como sucede en otras situaciones (basta pensar en el sida).

---

pp. 2086-2095; I. Petersen, C. Lund, A. Bhana y A. Flisher, «A task shifting approach to primary mental health care for adults in South Africa: human resource requirements and costs for rural settings», *Health Policy Plan* 27/1 (2012), pp. 42-51.

Los usuarios de la psiquiatría no están organizados y, a menudo, son incapaces de reclamar sus derechos; los familiares representan, de manera simultánea y ambigua, sus propios intereses y los de los usuarios (aunque estos intereses no suelen coincidir). La presión es, además, muy contradictoria: algunas asociaciones de familiares exigen del sistema sanitario mayor control y coercitividad, mientras que otras luchan por lo contrario; algunas asociaciones están mantenidas y manipuladas por la industria farmacéutica y se convierten en muestras inconscientes para lograr que un determinado medicamento (¡en general, caro!) forme parte de la lista de los disponibles pagados por el seguro; algunos colectivos de usuarios se organizan por grupos ya diagnosticados (maníaco-depresivos, deprimidos, etc.) fragmentando así la demanda y creando pequeños *lobbies* sin una visión estratégica unitaria (piénsese, en cambio, de nuevo en la fuerza unitaria de los movimientos de pacientes con sida).

Este universo fragmentado y contradictorio resulta poco influyente, tanto en lo que se refiere a las políticas de salud mental como a las inversiones.

Por último, la quinta barrera es la representada por muchos expertos en salud pública y planificadores (y por sus respectivos organismos ministeriales), quienes continúan creyendo que la inversión en innovación en la salud mental es poco costo-efectiva; los resultados terapéuticos son controvertidos, los medios están listos para atacar a las autoridades sanitarias cuando el sistema se orienta hacia soluciones menos coercitivas, la transición del modelo institucional hospitalario al modelo comunitario territorial implica una visión política valiente y libre de preocupaciones electorales inmediatas, en cuanto supone la creación del llamado *transitional funding*, es decir, de un aumento transitorio de recursos que permita reducir el papel hegemónico del hospital psiquiátrico y, al mismo tiempo, desarrollar el sistema comunitario-territorial. Como es obvio, tales resistencias en el ámbito político institucional están reforzadas por las resistencias de los psiquiatras, que se prestan a ofrecer legitimación técnica y científica a la inmovilidad del sistema.

Estas son las cinco barreras fundamentales que obstaculizan el desarrollo de sistemas de salud mental costo-efectivos y justos. Muchas de ellas están determinadas por la pobreza de pensamiento innovador en salud pública entre los expertos en salud mental (psiquiatras *in primis*).

Pero también están las responsabilidades de los clínicos, de los investigadores y de los epidemiólogos, que no siempre han prestado un buen servicio a la causa de la innovación produciendo muchas distorsiones sistemáticas en sus estudios.

Ante todo, digamos que los datos epidemiológicos de los que disponemos suelen ser poco rigurosos y transparentes: los DALYS de las enfermedades mentales con frecuencia se calculan considerando las enfermedades «neuropsiquiátricas», es decir, incluyendo en un único grupo las neurológicas, como el párkinson o la epilepsia; esa inclusión inadecuada contribuye a hacer artificialmente más gravoso la carga *(burden)* de las enfermedades mentales. ¿Estamos ante una «epidemiología militante»? Es decir, que para aumentar la atención de la política hacia las enfermedades mentales (y por lo tanto las inversiones) los datos se «inflan» gracias a la inclusión de otros males que, sin embargo, no están a cargo de los servicios de salud mental (pensemos en las demencias).

En muchas encuestas producidas por los investigadores de la *global mental health* se han utilizado instrumentos que, debiendo discriminar los «casos» *frente a* los «no casos», son, sin embargo, muy «inclusivas», con el resultado de producir datos de prevalencia de las enfermedades mentales (como ocurre con la depresión), que, sin duda, impresionan, pero que es probable que no correspondan a la realidad. De nuevo, ¿estamos ante una «epidemiología alarmista»? Para aumentar la atención de la política hacia las enfermedades mentales (y, por lo tanto, las inversiones), se «hinchan» los datos rebajando el umbral de inclusión de los casos de una determinada enfermedad. Los suministrados por el Estudio Epidemiológico Mundial de la OMS,[11] en colaboración con la Universidad de Harvard, son bastante controvertidos a tenor de los epidemiólogos más conservadores debido a sus estimaciones de prevalencia.

Hay que preguntarse si la epidemiología militante sumada a la epidemiología alarmista no crea una epidemiología que no solo resulta poco fiable, sino que podría tener el efecto contrario de lo esperado y convertirse, en consecuencia, en una «epidemiología contraproducente». En efecto, existe el riesgo de que un ministro de salud que oiga decir que el 30 % de la población de su país sufre una enfermedad mental (en Italia significaría que hay más de 18 millones de personas que las padecen), en lugar de alarmarse e incrementar las inversiones, considerare que el dato es poco creíble y se oriente hacia otras prioridades de la salud. Es decir, la psiquiatrización del sufrimiento (el *human suffering,* ya mencionado, del que habla Arthur Kleinman)[12] no solo produce datos poco fiables, sino que, sobre todo, impide la implementación de respuestas e intervenciones que poco o nada tienen que ver con la medicina y la sanidad (pensemos en la indebida e irresponsable psiquiatrización del malestar escolar o en el estrés en el lugar de trabajo).

Por lo general, las estimaciones de las inversiones en salud mental se basan en el cálculo de los costes de las estructuras y del personal de la psiquiatría. Se crea así una curiosa paradoja: por un lado, se promueve la capacidad de la medicina general para ofrecer intervenciones de salud mental (practicadas por lo tanto por personal que no pertenece al sistema asistencial psiquiátrico), pero, por otro lado, cuando se lamenta la escasa inversión en

---

11 J. Alonso, S. Chatterji e Y. He, *The Burdens of Mental Disorders: Global Perspectives from the WHO World Mental Health Surveys*, Cambridge, Cambridge University Press, 2013, pp. 7-38.

12 A. Kleinman, *Writing at the Margin*, Berkeley, University of California Press, 1995, pp. 95-119.

salud mental, se ignora que el coste de la medicina de base incluye actividades e intervenciones de naturaleza psiquiátrica. Sería, como si dijéramos, «estar en misa» (tener una medicina general activa en salud mental) y «repicando» (no computar los costes de la medicina, con el resultado de ser así más pobres de lo que se es en realidad). Una vez más, una manipulación «militante» que determina un pesimismo instrumental.

Los resultados positivos

Los resultados que se ponen a disposición de las autoridades sanitarias, de los políticos y de los donantes casi siempre se sustentan en indicadores de los procesos (volumen de actividades, horas de capacitación, número de ingresos, número de profesionales, etc.), pero casi nunca en indicadores de resultados. En otras palabras, es muy raro que dispongamos de resultados que muestren una clara «ganancia» para la salud mental de los usuarios: disminución de tasas de prevalencia de una enfermedad específica, disminución de tasas de suicidio, disminución de las recaídas… Esta incapacidad de mostrar que las personas que tienen acceso a los servicios «están efectivamente mejor» expresa que sabemos describir los recursos que tenemos y su uso, pero que todavía no sabemos describir lo que conseguimos en términos de salud.

La proliferación de modelos de tratamiento, escuelas terapéuticas o estrategias de intervención no representa un índice de riqueza, sino más bien de la fragilidad epistemológica de las disciplinas psiquiátricas. Los modelos de tratamiento que se ofrece a los usuarios son múltiples, heterogéneos y suelen depender en exclusiva de decisiones técnico-culturales de los grupos de curadores, sin ser el resultado de decisiones basadas en la evidencia. No hay duda de que muchas intervenciones complejas y de larga duración (piénsese en la rehabilitación psicosocial) no son fácilmente evaluables y, por ello, su eficacia puede ser objeto de controversia. No obstante, hay que decir con claridad que los comportamientos adoptados para las intervenciones farmacológicas podrían beneficiarse con facilidad de la enorme cantidad de evidencias científicas disponibles, pero no es así; la prescripción farmacológica está vinculada todavía a un empirismo pragmático con frecuencia defendido por los psiquiatras como *ars terapeutica,* pero muy fuertemente influenciado, en cambio, por las indebidas y eficaces presiones de la industria farmacéutica. Y por lo que se refiere al vasto mundo de las psicoterapias, dicho mundo todavía se resiste (con la única y loable excepción de las terapias cognitivas) a todo intento de evaluar su eficacia y permanece muy arraigado en el pensamiento mágico y en el celo de las pertenencias a escuelas.

El llamado «argumento moral», según la feliz expresión de Kleinman, Patel y Saraceno, suele ser ignorado o, si se tiene en cuenta, forma parte de una dimensión paralela a las políticas y a la organización de los servicios de salud mental, como si se tratase de una especie de opción considerada más o menos importante, pero no decisiva para orientar las políticas y la organización de servicios. Esa actitud hace que la participación de los usuarios en la concepción y organización de estos siga siendo una quimera, y, su empoderamiento efectivo, una declaración de intenciones políticamente correctas, pero no decisiva en las conductas técnicas de los curadores y en las estrategias organizativas de los servicios.

Esos cinco errores sistemáticos y sistémicos nos interpelan y, si se toman en serio, abren numerosos desafíos:

1. La inclusión de la defensa y la promoción activa de los derechos humanos y de la ciudadanía de los usuarios debe convertirse en parte integrante de las estrategias de tratamiento, de las políticas de salud mental y de la organización de servicios.
2. Los servicios de salud mental comunitario-territorial deben convertirse en el eje central y dominante del sistema de salud mental.

3. El crecimiento y los desafíos de la urbanización y de la progresiva inurbanización de poblaciones gravemente vulnerables obliga a repensar la organización de los servicios de salud mental comunitario-territorial. Con demasiada frecuencia, los servicios todavía están vinculados a una dimensión territorial simplificada e infradimensionada (un área geográfica definida, una población estable, la presencia de instituciones públicas y privadas tradicionales, la presencia de un sistema de medicina general tradicional). Si la realidad, en cambio, es mucho más compleja, la dimensión territorial aún lo es más debido a la coexistencia en los mismos territorios de grupos humanos heterogéneos por su cultura, etnia, religión, condición socioeconómica y expectativas: esa complejidad debe reflejarse en la concepción y en la organización de todos los servicios para las personas.

4. Es urgente promover en los prescriptores conocimientos psicofarmacológicos más actualizados y sólidos; es esencial combatir de manera activa la influencia de la industria premiando la independencia total de los prescriptores.

5. Se necesita generar una masa crítica significativa de evidencias sobre la efectividad de los tratamientos no solo en condiciones experimentales, sino también y sobre todo en las condiciones de rutina que deberían representar el «laboratorio natural».

Concluyo esta reflexión con dos notas de optimismo:

La primera: las experiencias de reforma y desarrollo de los servicios de salud mental, justos, humanos, costo-efectivos e inclusivos a nivel social, orientados a la promoción de los derechos de ciudadanía, aumentan tanto en los países con rentas altas como en los de rentas medias o bajas. Algunas provincias de Argentina, Brasil, Chile, Palestina, República de Panamá, un número creciente de ciudades en Europa, algunos estados en India, Sri Lanka, experiencias esparcidas por Japón, etc., constituyen un complejo y fascinante universo caracterizado por una gran heterogeneidad cultural y una impresionante homogeneidad de intenciones: la persecución de los derechos y de la dignidad de los usuarios de los servicios de salud mental. Se puede afirmar que existe, aunque no coordinado ni interconectado, un movimiento internacional real tan diferenciado por orígenes y motivaciones como unido, no obstante, en sus propósitos de humanización y redención.

No es cierto que el conocido Movement for Global Mental Health (MGMH)[13] refleje la realidad de esta «nación transversal» de experiencias de transformación. El MGMH se declara como una red *(network)* de individuos y organizaciones unidos por el objetivo de mejorar los servicios para las personas con problemas de salud mental y discapacidades psicosociales, en especial en países de rentas bajas y medias. Así, la evidencia científica y los derechos humanos son los dos principios que inspiran el movimiento. No obstante, el MGMH está decididamente inspirado e impulsado por grupos de investigadores y académicos que, aunque de gran valor, a menudo están lejos de esa nación transversal de experiencias prácticas de transformación, ya que nunca se ha logrado establecer una estructura y una coordinación visibles y eficaces por igual. Este multiforme conjunto de experiencias encuentra una representación muy parcial en la International Mental Healht Collaborating Network (IMHCN),[14] que recoge, sin embargo, un número bastante limitado de experiencias. El objetivo principal de la IMHCN es promover el desarrollo y la sostenibilidad de los servicios comunitarios de salud mental, atentos a las necesidades globales de las personas y a sus derechos. Esta red tiene muchas menos raíces académicas y científicas que el MGMH, pero tiene sólidas raíces en las prácticas de desinstitucionalización y de construcción de servicios públicos territoriales.

13 Cf. www.globalmentalhealth.org/

14 Cf. www.imhcn.org/about/contact

La segunda: la Convención de Naciones Unidas sobre los derechos de las personas con discapacidad,[15] aunque habla de discapacidad en general, sin distinguir entre física y mental, afronta al menos cuatro temas que afectan a los derechos de las personas con discapacidad debida a trastornos mentales y de la conducta:

1. El derecho a disfrutar de los niveles más altos posibles de salud física y mental (artículo 25 de la Convención).
2. El derecho a un estándar adecuado de vida y de protección social (artículo 28 de la Convención).
3. El derecho a ejercer la capacidad legal y el derecho a la libertad y seguridad personal (artículos 12 y 14 de la Convención).
4. El derecho a no sufrir tortura o tratos crueles, inhumanos o degradantes o castigos o explotación, violencia y abuso (artículos 15 y 16 de la Convención).

La Convención es progresista e innovadora, pues no se limita a afirmar la protección contra la violación de los derechos, sino que también afirma la promoción de estos últimos; por lo tanto, no solo se trata de evitar violaciones de derechos, sino asimismo de promover su ejercicio. En las instituciones psiquiátricas, los ejemplos de violaciones de estos derechos llegan a miles, ocurren en los países pobres y en los ricos y han sido denunciados durante años; sin embargo, resulta curioso que las asociaciones profesionales de los psiquiatras se limiten a declaraciones generales y de principio sobre la ética del tratamiento psiquiátrico, sin que nunca se propongan como parte activa para denunciar y colaborar con los organismos judiciales nacionales o internacionales ni sean diligentes a la hora de favorecer el trabajo de los

---

15 United Nations (UN), «Convention on the Rights of Persons with Disabilities», Nueva York, UN, 2006 [trad. cast.: «Convención internacional sobre los derechos de las personas con discapacidad»].

activistas de los derechos humanos, quienes a menudo aparecen como agitadores que buscan el escándalo y nunca como los exponentes de la sociedad civil que reivindican los derechos de los más vulnerables y de los sin voz.

Creo que estas dos semillas de optimismo y esperanza germinarán en años venideros.

6. Influencias de la industria sobre la salud pública

La desvinculación de la comunidad psiquiátrica de la batalla contra el alcohol[1]

El alcohol constituye sin lugar a dudas uno de los problemas más dramáticos de la salud pública, siendo responsable del 8 % de la mortalidad en países con rentas altas, del 8,5 % en los países en vías de desarrollo con baja mortalidad infantil, y del 2,6 % en los que están en vías de desarrollo con una mortalidad infantil alta (o sea, con sistemas sanitarios seriamente insuficientes). Traducido en números absolutos, esto significa que cada año más de dos millones de personas mueren por causa del alcohol, es decir, que el 3,8 % de toda la mortalidad en el mundo es imputable al alcohol. Sus efectos nocivos pueden deberse a una intoxicación aguda que determina comportamientos de riesgo violentos o autolesivos, accidentes de tráfico o también el coma agudo. La intoxicación aguda no es un fenómeno necesariamente ligado a la dependencia del alcohol, sino que, por el contrario, la mayoría de las veces se trata de un fenómeno ocasional, quizá frecuente pero no asociado con la dependencia, que, en cambio, se caracteriza por los típicos comportamientos debidos a la necesidad patológica de una sustancia psicotrópica, como el progresivo aumento de la dosis necesaria, los síntomas de abstinencia y los

---

1 Este texto es una readaptación de partes del capítulo «Nada cambia», en B. Saraceno, *Discurso global, sufrimientos locales, op. cit.*

del llamado *craving*, esto es, la búsqueda compulsiva de la sustancia. La mortalidad asociada al alcohol, en los casos de dependencia, puede ser un fenómeno que se verifica después de cierto número de años de intoxicación crónica. Sin embargo, la mayor parte de las personas que mueren por la toxicidad crónica debida al alcohol no son dependientes de este, sino simplemente consumidores habituales (y esta es la condición más común, aunque sea la menos visible). En efecto, la toxicidad del alcohol sostenida a lo largo del tiempo puede provocar muchas enfermedades sistémicas graves, como la cirrosis y el cáncer del hígado, que son las más conocidas, pero también tumores del esófago, de las mamas y el colon y graves patologías cardiovasculares, todas ellas asociadas a la ingesta crónica de alcohol. Por último, en las mujeres jóvenes embarazadas, puede tener consecuencias muy graves para el feto y el desarrollo del cerebro del recién nacido. El alcohol también puede desempeñar un papel importante como factor de riesgo del suicidio.

En 2005, después de muchas dudas y ante la gravedad del problema del consumo de alcohol en el ámbito global, la Asamblea General de la OMS[2] aprobó una resolución titulada «Problemas de salud pública causados por el uso nocivo de alcohol», en la que pedía que el director general presentase en 2007 un informe que recomendara a todos los países políticas y estrategias eficaces para reducir los daños causados por dicha sustancia. El secretariado de la OMS acogió la resolución como un primer paso importante para contrarrestar la presión que la industria del alcohol ejercía sobre los países, con el fin de evitar medidas demasiado radicales que fueran contrarias a los intereses de productores y distribuidores de bebidas alcohólicas. No hay que olvidar que, en 2003, la industria ya había sido derrotada con la aproba-

---

2 En el período 2000-2010, el autor cubría el encargo de director del Departamento de Salud Mental y Abuso de Sustancias de la Organización Mundial de la Salud. Este departamento era el responsable de todas las cuestiones legales relacionadas con el alcohol, y representaba al organismo técnico de la OMS encargado de producir todos los documentos técnicos al respecto.

ción de la «Convención internacional sobre el control del tabaco» *(Framework Convention on Tobacco Control)* y que por ello esta temía medidas análogas. En vista del carácter sumamente controvertido del tema del alcohol y de las posiciones radicalmente opuestas a propósito de los daños causados y, sobre todo, a propósito de la eficacia de las medidas para reducir esto últimos, en 2006 la oms consideró indispensable convocar a su propio Comité de expertos en alcohol. En mayo de 2007, justo antes de la Asamblea General de la oms, dicho comité formuló sus propias recomendaciones, que constituyeron la base del informe del director general a los países reunidos en asamblea. Había una comprensible expectativa, tanto por parte del secretariado de la oms como por parte de los países más comprometidos en el frente de la lucha contra los efectos nocivos del alcohol, y, durante la asamblea de 2007, hasta 41 países patrocinaron una resolución que hacía suyas todas las recomendaciones del comité y del secretariado de la oms, constituyendo de este modo el primer documento oficial que llamaba a una acción global y concertada contra el alcohol (la resolución se titulaba «Global action on the harmful use of alcohol»). Así empezó una dramática confrontación entre muchos países para corregir y modificar el texto presentado por las 41 naciones proponentes. Básicamente, se constituyeron cuatro grupos de países: los *proteccionistas*, o sea, los que protegían los intereses de la industria del alcohol; los *fundamentalistas*, que luchaban por medidas radicales e ideológicas contra el alcohol; los *sanitaristas públicos*, esto es, los que defendían medidas contra el uso nocivo del alcohol desde una perspectiva de sanidad pública; y, por último, un tupido grupo de países que mantenía una posición bastante indiferente en el debate. Los proteccionistas estaban liderados por Estados Unidos (bajo la administración Bush), por Cuba (que se hallaba a la cabeza del escuadrón de países productores de ron del Caribe) y por países latinoamericanas productores de cerveza (fuertemente influenciados por el *lobby* de los Cerveceros Latinoamericanos); los países fundamentalistas estaban liderados por Tailandia, que se mostraba más radical que las naciones de religión musulmana que mantenían una postura no muy agresiva; los sanitaristas públicos estaban liderados por los países nórdicos (Noruega y Suecia fueron los más activos) y por algunos países africanos (Ruanda se contaba entre los más activos).

Naturalmente, aun sin estar admitidos a las reuniones oficiales, los representantes de la industria del alcohol se movían entre bastidores y se mostraban muy activos, tratando de influir de todas las maneras posibles en la discusión o acercándose directamente a los representantes de los países y a los miembros del secretariado de la OMS o, de manera indirecta, a través de los representantes de algunas naciones (caribeñas y latinoamericanas) en las que la industria podía tener una influencia decisiva en las políticas del gobierno. A pesar de la fuerte presión de las industrias de la cerveza y de los licores, los países europeos mantenían una posición más orientada a los intereses de la salud pública que a los de la industria. Los productores de vino eran poco influyentes, por cuanto no tenían las potentes representaciones multinacionales, como era el caso de los gigantes de la cerveza y de los licores destilados.

La tensión era muy intensa y culminó en un durísimo enfrentamiento entre los representantes de Cuba y de Suecia, que fue más allá de la cuestión del alcohol, y los intercambios de acusaciones sobre la cuestión de los derechos humanos crisparon el ambiente. Los proteccionistas, complacidos, observaban el tiempo que iba pasando y la proximidad del final de la asamblea, que veía así la propuesta de los 41 países encallada en los sequedales de decenas de enmiendas y contraenmiendas. La reunión terminó en agua de borrajas y supuso una gran derrota de la sanidad pública global y, sin duda, también una derrota técnica y diplomática de la OMS.

Ya a partir de diciembre de ese mismo año 2007, la OMS intensificó su actividad técnica y diplomática para que el fracaso de la asamblea no se transformara rápidamente en el sobreseimiento definitivo de la cuestión del alcohol. Así, se convocó una consulta informal con los países miembros, a fin de definir un acuerdo mínimo sobre las temáticas de que debían identificarse como esenciales para poner a punto una estrategia global. Las cuestiones planteadas en la asamblea de 2007 se reformularon con un lenguaje más suave, aunque, en esencia, no se modificaron y hubieron de someterse, en enero de 2008, al Consejo ejecutivo de la OMS.

El Consejo ejecutivo es un órgano compuesto por 34 expertos nombrados cada tres años por 34 países elegidos de entre los 194 miembros de la Asamblea General. Constituye una especie de consejo de administración de la OMS que delibera sobre aspectos financieros, técnicos, organizativos y técnicos, sometiendo sus deliberaciones a la aprobación de la Asamblea General.

El Consejo ejecutivo de enero de 2008 aceptó de manera favorable una resolución propuesta por Ruanda y Kenia, que hacía suyas las recomendaciones reformuladas por el secretariado de la OMS. Esta resolución invitaba a la Asamblea General de la OMS a volver a pedir al director general que se promulgara una estrategia global para la reducción de los efectos nocivos del alcohol. Se trataba de un pequeño paso adelante comparado con el fracaso de 2007; por lo menos, la cuestión del alcohol se ponía otra vez sobre la mesa y, por consiguiente, se planteaba la posibilidad de reabrir las negociaciones técnicas y diplomáticas para formular y aprobar, en el futuro, una estrategia global. Un pequeño paso, cierto, pero esencial, porque, pese a la fuerte resistencia de la industria, el juego empezaba de nuevo. Como es obvio, esa resolución del Consejo ejecutivo debía ser ratificada por la Asamblea General de mayo de 2008 y el resultado era incierto. Finalmente, dicha asamblea adoptó una resolución que pedía a la OMS que presentara un esquema de estrategia global sobre el alcohol.

Así, la resolución instaba al director general de la OMS:

- A preparar un borrador de estrategia global para la reducción de los efectos nocivos del alcohol basada en las *evidencias científicas disponibles* y en las mejores prácticas *(best practices)* existentes, lo cual permitiría eludir la confrontación entre posiciones puramente ideológicas o dirigidas por intereses económicos. Sin embargo, la estrategia también debía tener en cuenta los contextos nacionales específicos, religiosos y culturales, así como *las necesidades y las prioridades de los distintos países, sus recursos y capacidades*. Además, había que contemplar las circunstancias particulares de los diferentes países. Este lenguaje algo oscuro daba a entender que las evidencias científicas debían equilibrarse con *otras* exigencias no muy especificadas, pero claramente reducibles a las creencias religiosas o a los intereses económicos de todas las naciones: *el diablo se esconde en los detalles, porque estas últimas palabras dejaban que, de hecho, ¡cada país decidiera lo que le viniera en gana!*

— A colaborar en la preparación del borrador de la estrategia global: con los países (o sea, con las autoridades de gobierno de los países miembros de la OMS); con las organizaciones intergubernamentales (es decir, con las diversas agencias técnicas de Naciones Unidas como, por ejemplo, la Organización Mundial del Comercio [OMC] —esto podía crear algún problema de incompatibilidad de enfoque entre OMS y WTO—; con los operadores económicos (o sea, con la industria del alcohol, y esta era en realidad una grave hipoteca sobre la libertad de acción del secretariado OMS, que se veía obligado a enfrentarse con la industria); sin embargo, si este requisito era una derrota, quedaba atenuado por la apostilla que afirmaba que la consulta con los agentes económicos debía limitarse en exclusiva a los «modalidades con que pueden contribuir a reducir el uso nocivo de alcohol», o sea, no debía pedirse el parecer de la industria sobre *todo*, sino *solo* sobre las posibles estrategias que esta pudiera poner sobre la mesa para contribuir a la reducción de los efectos nocivos del alcohol.

A pesar del lenguaje bizantino, la asamblea otorgaba al secretariado de la OMS el mandato de iniciar la preparación del borrador de una estrategia global y de inmediato se iniciaron las consultas con diversos actores implicados. Entre noviembre de 2008 y septiembre de 2009 se organizaron consultas con los diplomáticos de los diferentes países, con los representantes de la industria, con las organizaciones no gubernamentales (por lo general, alineadas con las posiciones de la OMS) y con las intergubernamentales (o sea, el sistema de Naciones Unidas).

Además, entre febrero y mayo de 2009, con un esfuerzo extraordinario por parte del pequeño grupo del secretariado de la OMS, se organizaron consultas con los gobiernos en las seis regiones de la OMS: en Bangkok, con los países del Sudeste Asiático; en Brazzaville, con los de África; en Auckland, con los de Extremo Oriente; en El Cairo, con los países de Oriente Medio; en Copenhague, con los de Europa y, finalmente, en São Paulo, con los americanos. Se trató de una maratón técnica y diplomática que permitió rebajar el tono de las críticas, encontrar lenguajes compartidos y prepararse para la asamblea de 2010 con el mínimo riesgo de un nuevo desafío lanzado por la industria del alcohol, la cual, mientras tanto, estaba muy presente y activa en todas las reuniones regionales de la OMS (aunque, a nivel formal, de un modo invisible).

En agosto de 2009, el borrador de la estrategia global[3] se hizo público en las seis lenguas oficiales de la OMS y se discutió con los representantes de los países miembros en Ginebra, en septiembre del mismo año. Los trabajos estuvieron presididos de manera conjunta ¡por Cuba y por Suiza! Este *coup de théâtre* diplomático (orquestado por nuestro reducido secretariado OMS) creó una atmósfera más bien colaborativa y cordial. Aún hubo enmiendas y retoques del texto, si bien esta vez resultaba evidente la voluntad

3 World Health Organization (WHO), Executive Board EB126/13 126th, «Strategies to reduce the harmful use of alcohol: draft global strategy», WHO Secretariat, 3 de diciembre de 2009.

general de encontrar una solución de consenso porque todos los países se daban cuenta de que habría sido difícil de justificar volver a mostrar señales de incapacidad para encontrar una respuesta común a un problema dramático de sanidad pública global. La presión de la industria se encontraba en evidentes dificultades y, entretanto, la administración Bush había sido sustituida por la administración Obama, que tenía una actitud más abierta hacia los intereses de la sanidad pública y menos alineada con los de la industria. Así pues, el escenario internacional quedaba de la siguiente manera: Cuba y Suiza, colaboradoras; Estados Unidos, menos rígido y agresivo que en el pasado; los países africanos, unidos para definir una estrategia unitaria; la Unión Europea alineada con los países nórdicos; por su parte, India y Rusia, que hasta entonces no se habían mostrado muy activas en el debate, adoptaron una clara postura en pro del borrador presentado por la OMS.

Dicho borrador fue aprobado, y en enero de 2010 el Consejo ejecutivo de la OMS votaba por unanimidad una resolución (que debía someterse a la asamblea de mayo de 2010) que aceptaba el texto de la estrategia global propuesto por el secretariado de la OMS: el caluroso aplauso de los representantes marcaba el final de una larga lucha, que contemplaba la victoria de la sanidad pública y la derrota de los intereses de la industria. En resumen, la estrategia global mantenía ante los gobiernos la urgencia de adoptar medidas de sanidad pública que disminuyeran el impacto negativo sobre la salud de las poblaciones; por ejemplo, la implementación de serias medidas legislativas para reprimir el uso de alcohol durante la conducción de vehículos, intervenciones fiscales que aumentaran el precio del alcohol en contextos «de riesgo» (locales situados en las autopistas, locales abiertos en horas nocturnas), la prohibición de la venta de alcohol a los menores, medidas de control y limitación de la publicidad de las bebidas alcohólicas, etc.

Es interesante analizar las numerosas áreas en las que las controversias entre las diferentes naciones fueron más vivaces, obligando a mediaciones importantes en la redacción del texto final de la estrategia global.

Algunos países rechazaban la expresión «uso nocivo del alcohol» y proponían la de «uso responsable del alcohol». No era una diferencia de poca monta, por cuanto los defensores del término «responsable» ponían un énfasis mayor sobre la responsabilidad individual frente al alcohol que sobre la responsabilidad de la autoridad pública a la hora de regular y controlar los daños provocados por el uso de este. Una vez más, una perspectiva individual y de carácter privado (defendida por la industria) contrastaba con una perspectiva colectiva y pública. Por fortuna, la propuesta no progresó y se mantuvo la expresión «uso nocivo del alcohol».

Algunos países pedían un mayor énfasis sobre los beneficios de la educación para la salud o de las intervenciones en las escuelas para contrarrestar el uso de esta sustancia. Una vez más, la industria proponía medidas educativas en contraste con las medidas fiscales (tasas sobre el alcohol) o coercitivas (cumplimiento *[enforcement]* de las medidas penales que debían adoptarse para quienes conducían vehículos después de haber consumido alcohol). El motivo de la controversia es simple: no hay evidencias que demuestren la eficacia de las iniciativas educativas, mientras que hay muchas que muestran la eficacia de las medidas fiscales o coercitivas. Por consiguiente, ¡la industria tenía interés en promover medidas ineficaces! A pesar de la poca evidencia científica en favor de las educativas, el texto final incorporó la recomendación a condición de que no sustituyera otras medidas eficaces aunque no fueran del gusto de la industria. Era un compromiso que, en sustancia, no alteraba el texto. Además, por su tradición cultural e histórica, Cuba tenía una gran confianza en la eficacia de las estrategias educativas y, por unanimidad, se admitió la petición de esta.

Algunos países (los caribeños productores de ron) exigieron y obtuvieron que las medidas recomendadas por la estrategia global de la OMS no fueran contradictorias con otras obligaciones legales derivadas de acuerdos internacionales estipulados a través de la OMC. Ciertamente, algunas estrategias fiscales o concernientes al precio del alcohol, que podían ser bien vistas desde la perspectiva de la sanidad pública, contrastaban con perspectivas económicas y comerciales. Por lo tanto, los acuerdos anteriores tomados en el ámbito del sistema de Naciones Unidas (del que forma parte la OMC) no podían ser contradichos por la estrategia global de la OMS.

Algunos países pidieron que se añadiera un párrafo que afirmara el principio de implicación de *todos los participantes* en los procesos de elaboración de las políticas nacionales sobre el alcohol (o sea, todos los actores sociales involucrados y, por lo tanto, también la industria del alcohol). Esa petición fue rechazada de inmediato.

Otros pidieron con insistencia que la estrategia reconociera el papel positivo y útil de los mecanismos autorreguladores de la industria, es decir, pedían que las políticas sobre el alcohol se fundaran en mecanismos voluntarios de responsabilización y autorregulación de la industria. Esa *buena voluntad* por parte de la industria fue justamente rechazada por insuficiente y poco creíble.

También se pidió que la estrategia hiciera recomendaciones explícitas referidas a tres áreas muy importantes, sobre las que la industria, en cambio, habría preferido que la estrategia no se expresara:

- la regulación del mercado del alcohol (importación y exportación, medidas fiscales, precios);
- la regulación de la publicidad del alcohol (por ejemplo, limitación de las franjas horarias de la publicidad televisiva);
- la regulación de la disponibilidad del alcohol (por ejemplo, límites de los horarios de venta o prohibición de venta en autopistas).

Todas estas recomendaciones fueron acogidas con gran decepción de la industria.

Algunos países sugirieron sustituir la expresión «elevar impuestos sobre el alcohol» por la más genérica de «aumentar barreras contra las bebidas alcohólicas». También se rechazó esta propuesta.

Por último, otros sugirieron la posibilidad de disminuir el contenido de alcohol de algunas bebidas; sin embargo, también esta proposición fue rechazada porque se consideraba contradictoria con las regulaciones comerciales que definen las características de un producto (es decir, no sería aceptable vender un coñac de ocho grados porque dicha bebida dejaría de ser definible como coñac).

Como se comprende por el análisis de estas áreas de controversia entre los distintos países, a menudo la formulación de las recomendaciones, la terminología utilizada o las modulaciones, incluso imperceptibles, del lenguaje se encontraban con feroces adversarios en uno u otro de los campos en los que se enfrentaban con diferentes visiones e intereses. En conjunto, fue un gran éxito desde la perspectiva de la sanidad pública y de los países que mantenían esta. El secretariado técnico de la OMS recuperaba la credibilidad y el prestigio que se habían visto disminuidos en 2007. Fue una batalla difícil y larga, que tuvo como protagonistas a muchos técnicos y expertos que flanqueaban como consultores a sus propios países o a la OMS: epidemiólogos, expertos en sanidad pública, economistas sanitarios, estadísticos, diplomáticos, juristas.

No obstante, las asociaciones profesionales de los psiquiatras se mantuvieron calladas o estuvieron del todo ausentes del debate. A pesar de las repetidas invitaciones, la Asociación Mundial de Psiquiatría (WPA, por sus siglas en inglés) no participó en el histórico contencioso entre intereses de la sanidad pública e intereses de la industria, lo cual dice mucho de la pobreza de la cultura pública del *establishment* psiquiátrico.

El histórico y positivo cambio en un área en la que se entrecruzan peligrosamente intereses económicos e intereses de la salud pública tuvo lugar *a pesar de* la psiquiatría y no gracias a ella.

7. Enfermedades crónicas y sistemas sanitarios centrados en la persona

El «Manifiesto por una auténtica casa de la salud» promovido por la Fondazione Santa Clelia Barbieri de Vidiciatico, en Bolonia, y por la Casa della Carità de Milán, describe la casa de la salud como un lugar en el que

> se realiza una nueva identidad comunitaria bajo el signo de un bienestar eficaz y participativo [...] los recursos del territorio, incluidos los institucionales, se integran en la construcción y apoyo de acciones compartidas a favor de la salud.

¿Pero era necesario este manifiesto?

La necesidad estaba, y está, ahí, fundamentada y urgente. Nace de constatar que el sistema sanitario con demasiada frecuencia, si no casi siempre, deja de llevar a cabo lo que el manifiesto espera y promueve, y no combina salud y derechos, ciudadanía y bienestar, acogida humana y eficiencia y técnica. El sistema sanitario no implementa todo eso porque, de hecho, al igual que la mayor parte de los demás sistemas sanitarios, no ha sido diseñado para las necesidades de los ciudadanos.

El manifiesto por una casa de la salud sitúa el foco de interés en la intersección entre las intervenciones para la salud, la inclusión social y la promoción de los derechos de ciudadanía, por un lado, y la noción de «casa», esto es, la oferta de intervenciones técnicas en el contexto de una «casa de la comunidad», por el otro.

Como escriben Silvia Landra y colaboradores,[1] una casa de la salud es «un lugar de acogida y cultura que la ciudad reconoce como propio y que la persona individual puede percibir como punto de referencia para comenzar a fortalecerse».

La casa de la salud está unida a la comunidad, intérprete dinámica de su identidad, es inclusiva y abierta porque, aunque la salud es el diseño del bienestar de la comunidad y de las personas que la habitan, ninguna institución es autosuficiente, sino que necesita de todo un contexto. Es inclusiva porque es capaz y está equipada cultural y estructuralmente para acoger, pero, antes que nada, para reconocer el valor fundamental de las diferencias como elemento unificador. Es abierta porque tiene que saber hacer visibles, compartibles, evitables todas las situaciones que privan de la ciudadanía por marginalidad, exclusión, soledad, enfermedad; elementos todos que quitan autonomía, reducen la libertad y la capacidad de ser protagonistas.[2]

Son palabras que no se parecen a las habituales descripciones de los sistemas sanitarios que, de hecho, poco a nada tienen que ver con «saber hacer visibles, compartibles o evitables todas las situaciones que privan de la ciudadanía por marginalidad, exclusión, soledad, enfermedad».

Los sistemas sanitarios y sus organizaciones responden siempre a lógicas de eficiencia y cada vez menos a lógicas de costo-efectividad: la hegemónica cultura del *management* no solo consume inútiles recursos financieros, sino que premia la eficiencia

---

1 S. Landra, M. Ravazzini, E. Geromini, G. Jacchetti y L. Arduini, «La Casa della Salute è Casa della Comunità. Strategie di innovazione per il benessere delle persone vulnerabili», *Ricerca & Pratica* 33 (2017), pp. 13-22.

2 Casa della Carità di Milano, Fondazione Santa Clelia di Bologna, Gruppo interregionale «Casa della salute», *Verso un welfare di comunità sostenibile: la sfida possibile delle Case della Salute/Case della Comunità*, Relazione alla Commissione Salute del Senato, febrero de 2017. Texto inédito.

sobre la efectividad, o sea, sobre la cualidad humana y técnica de las intervenciones. Gianni Tognoni escribe lo siguiente:

> La influencia creciente de las variables económicas (que se traducen en prescripciones del FMI restrictivas de los derechos humanos, educacionales y sanitarios), la asunción por parte del Banco Mundial de las funciones de la OMS al definir las prioridades de la salud en los términos de compatibilidades económicas de los costes de las enfermedades […] han llevado a la desaparición de la salud como derecho en favor de la sanidad como conjunto de prestaciones, esto es, como bienes comerciales.[3]

Esta «influencia creciente» no solo ejerce un impacto fáctico en las decisiones de los sistemas sanitarios, sino que permea la cultura y los lenguajes de la sanidad que diluye y a la vez deslía la fuerza moral y técnica de la visión de salud pública transformando la salud en mercancía y no en bien público.

> La salud se ve así rebajada de derecho absoluto a derecho relativo: las políticas sanitarias y la organización de los servicios se ocupan cada vez más del *management* y el *cost containment* (contención del gasto), y vivir antes que morir o estar bien antes que sentirse mal se convierten en variables dependientes (de las lógicas económicas) en lugar de ser variables independientes.[4]

Pero esa «mirada» reduccionista y neoliberal no se presenta como una opción ideológica, sino como «la realidad», de manera que, lenta e inconscientemente, cada uno interioriza esta lógica como la única posible, y así las desigualdades se transforman (o más bien, se transforman de modo artificial) en realidades objetivas,

---

3 Associazione SocietàINformazione (ed.), *Rapporto sui Diritti Globali*, Roma, Ediesse, 2012, pp. 1132-1135.

4 M. Ravazzini y B. Saraceno, *Salute urbana, op. cit.,* pp. 139-146.

ineluctables, en lugar de representar simplemente las opciones subjetivas de un sistema *(establishment)* político. En efecto, no se trata de «la realidad», sino de una «ideología de la realidad» en la que de manera gradual se pierden todos los elementos necesarios para la capacitación (según la noción de Amartya Sen) de las personas individuales. Estos elementos son esenciales para capacitar a las personas de cara a la progresiva apropiación y participación del poder de gestionar la propia salud *(empowerment)*. Por consiguiente, la oferta de salud no está diseñada en función de las necesidades de los ciudadanos, sino que son estos quienes deben definir sus propias necesidades y adaptarlas a las posibilidades de salud que ofrece el sistema: «Si el vestido del hospitalizado es demasiado corto, no es preciso alargarlo, basta con acortar al interno», nos decía el pintor y diseñador gráfico Ugo Guarino en los tiempos de las primeras grandes luchas triestinas por los derechos de los hospitalizadas psiquiátricos. Pero ¿qué significa diseñar la oferta de salud según las necesidades de los ciudadanos? La llamada «medicina centrada en la persona», si se toma en serio y no se trivializa como un extra de «mayor humanidad» por parte del médico, responde en parte a esta compleja pregunta.

La mayoría de los trabajadores de la sanidad se ven a sí mismos como personas que asisten a otras personas, pero muy a menudo no es así, de modo que la relación objetivadora y de dominio prevalece en el trinomio medicina/médico/paciente y se aparta de manera significativa de los principios de una medicina centrada en la persona (MCP). Un breve examen de la bibliografía reciente muestra que las definiciones de la expresión «medicina centrada en la persona» son bastante heterogéneas, aunque parcialmente comparables: «intervención bio-psico-social», «cultura de la comunicación», «colaboración paciente-médico», «coparticipación en las decisiones», «empoderamiento del paciente», «respuesta a las necesidades, exigencias y preferencias del paciente», etc.

Por supuesto, la medicina centrada en la persona es (o debería ser) mucho más que la simple empatía que pueda crearse entre curador y paciente. De hecho, la MCP tiene que ver con una reorientación radical de la cultura y la organización del sistema sanitario. Para que se desarrolle una medicina centrada en la persona se necesitan una serie de transformaciones fundamentales del encuentro entre curador-paciente, tanto en el plano personal como en el institucional:

a. la responsabilidad por el paciente se sustituye por la responsabilidad hacia el paciente;
b. los objetivos determinados por el curador se sustituyen por objetivos determinados por el paciente;
c. los tratamientos determinados por el curador se sustituyen por tratamientos negociados;
d. el paciente receptor pasivo es sustituido por el paciente activo y decisor.

No obstante, a pesar del gran uso que se hace de la expresión MCP y de que se haga referencias constantes a la misma, los pacientes no se perciben como personas que de verdad ocupan el centro de atención de la medicina.

En un estudio realizado en cinco países (Australia, Canadá, Nueva Zelanda, Reino Unido y Estados Unidos)[5] con una muestra de 4 000 pacientes expuestos a tratamientos de larga duración por enfermedades crónicas, gran parte de ellos declaraba que, en general, su médico:[6]

a. no establecía objetivos claros y específicos del tratamiento (20-38 %);
b. no ayudaba a comprender qué era lo necesario para su salud (12-26 %);
c. no les pedía su opinión sobre los tratamientos prescritos (47-67 %);

---

5 R.J. Blendon, C. Schoen, C. DesRoches, R. Osborn y K. Zapert, «Common Concerns Amid Diverse Systems: Health Care Experiences in Five Countries», *Health Affairs* 22/3 (2003), pp. 106-121.

6 El abanico de los porcentajes se refiere a la variabilidad encontrada en cada uno de los cinco países.

d. no promovía su motivación para la cura (28-43 %);
e. no ofrecía consejos e indicaciones a propósito del peso, de la alimentación, de la actividad física, del humo o del uso de alcohol (33-49 %);
f. no discutía los aspectos emotivos de su enfermedad (51-55 %).

Debemos preguntarnos: ¿tan importante es en realidad la ausencia de una medicina centrada en la persona? Es decir, ¿se trata solo de aquello que en inglés se define como una *nicety* (algo bonito que, si está, bien, pero que si no está, tampoco es tan grave) o más bien de algo cuya presencia o ausencia produce importantes consecuencias para la salud del paciente? ¿Una opción políticamente correcta *(optional politically correct)* o algo que se debe tener, una necesidad *(must)* decisiva sobre la calidad de los resultados del médico y en general del sistema sanitario?

Podemos responder a esta pregunta diciendo que la MCP es un elemento central del sistema sanitario, sobre todo cuando este se ocupa de todas aquellas condiciones crónicas que ha de asumir a su cargo, así como de tratamientos de larga duración que se modifican en profundidad, para peor o para mejor, según la ausencia o la presencia de la MCP.

La implantación de la MCP exige transformaciones del sistema sanitario en todos los niveles:

A) EL NIVEL DE LOS INDIVIDUOS DE LOS QUE EL SISTEMA SE RESPONSABILIZA Y A LOS QUE TRATA, DE SUS FAMILIAS Y DE SUS COMUNIDADES

Pacientes y familias deben recibir información, motivación y formación para la autogestión de sus enfermedades. No se trata únicamente de suministrar cierta información sobre las enfermedades, sino de educar para el reconocimiento de los síntomas y de sus alteraciones, de conocer y decidir pequeños reajustes terapéuticos, esto es, saber cuándo es necesario contactar con los profesionales. La capacidad de gestionar ansiedades, depresiones y otras repuestas emocionales a la enfermedad y a las curas no es algo innato, sino que ha de ser promovido por los curadores, al igual que la familia del paciente debe estar capacitada para aceptar y convivir con el familiar enfermo. En fin, debemos recordar siempre que la mayor parte de la vida de las personas con una enfermedad crónica transcurre en familia y en la comunidad y no en las estructuras sanitarias. Esto significa que también las comunidades deben ser parte del proceso de cura de las personas con enfermedades crónicas (en la escuela, en el lugar del trabajo, en los contextos de vida social comunitaria).

B) EL NIVEL DE LOS TRABAJADORES DE LA SANIDAD

Médicos y trabajadores sanitarios deberían «aprender» a hablar y a comunicarse con sus pacientes, para saber aconsejarlos y asistirlos en sus intentos de modificar comportamientos nocivos para la salud y de autogestionar su propia enfermedad. Además, todos los trabajadores sanitarios de la medicina general deberían ser mucho más activos o, mejor, proactivos respecto de la evolución de los pacientes a los que tratan. El médico no puede limitarse a intervenciones puntuales, sino que debe «ir a buscar» a su paciente, saber mantenerlo en contacto con la oferta terapéutica y no esperar que los síntomas se agraven para restablecer el contacto.

C) EL NIVEL DE LA ORGANIZACIÓN DEL SISTEMA DE CURAS

Obviamente, no solo se trata de modificar actitudes y estrategias de los trabajadores sanitarios y, sobre todo, de los médicos, sino que es la misma organización del sistema de tratamiento y cura la que debería preocuparse de crear contextos sanitarios expresamente diseñados para una medicina efectiva centrada en la persona; en especial, en lo tocante a las patologías crónicas, la coordinación de las curas y de los tratamientos pasa a ser una prioridad: coordinación entre trabajadores sanitarios y coordinación entre los diversos lugares de las curas y sus tiempos.

Por supuesto, el nivel de recursos disponibles y la sofisticación de los sistemas sanitarios representan una variable que puede favorecer o limitar los esfuerzos de coordinación. Así, un operador sanitario de una zona rural remota deberá estar suficientemente preparado como para poder acceder al consejo y a la guía de un especialista, incluso en la distancia, y, de igual modo, los servicios de medicina primaria deberán estar coordinados no solo con especialistas, sino también con otras figuras profesionales, como, por ejemplo, los asistentes sociales y, en general, todos los operarios del bienestar.

Ofrecer tratamientos de larga duración significa, de hecho, compartir informaciones y conocimientos multidisciplinarios entre diversos tipos de operadores, así como entre diferentes centros de asistencia sanitaria. Los sistemas informáticos de los historiales médicos deberían ser accesibles en tiempo real entre los trabajadores sanitarios con diferentes responsabilidades de cura y tratamiento del mismo paciente.

Si están bien concebidos y bien implementados (incluso simplemente sobre el papel), los sistemas informativos pueden servir a la misma finalidad que los sistemas más sofisticados y complejos: monitorización de la incidencia y de la prevalencia de ciertas patologías en la población atendida, monitorización del tratamiento y de los resultados de cada paciente, sencillos sistemas de llamadas periódicas al término de los tratamientos, etc.

Por último, debería incidirse en la promoción de la autogestión *(self-management)* mediante la educación ofrecida a pacientes, familiares y comunidades. En algunos países se han experimentado modalidades innovadoras y eficaces como, por ejemplo, visitas en grupo en las que los pacientes con las mismas patologías y sus familiares se encuentran y reciben entrenamiento en común e intercambian informaciones, o bien actividades de formación de cara a la autogestión mencionada, dirigidas directamente por iguales, o sea, por «pacientes expertos» para pacientes menos o nada expertos.

Es obvio que todas estas actividades implican que las intervenciones sanitarias se realicen en lugares y tiempos «convenientes» para los pacientes, o sea, adaptadas a sus exigencias y no a las de los trabajadores sanitarios; la ubicación de las estructuras y los horarios de funcionamiento deberían diseñarse a partir de las necesidades de los usuarios ¡y no según las conveniencias de los proveedores! El uso de instrumentos de comunicación e información rápidos y sencillos (como los teléfonos móviles) debería difundirse; en ese aspecto, están floreciendo experiencias muy innovadoras de aplicaciones *(apps)* concebidas para acompañar a pacientes con determinadas patologías crónicas, como diabetes, hipertensión o depresión recurrente. En países cuyas poblaciones remotas y dispersas no están dotadas de personal sanitario estable, los pacientes pueden beneficiarse de aplicaciones diseñadas *ad hoc* por la autoridad sanitaria.

d) El nivel de las políticas del sistema sanitario

La medicina centrada en la persona también requiere una transformación notable de las políticas sanitarias, que deberían estar orientadas no solo a la prestación de intervenciones sanitarias, sino también a la promoción de la salud en sentido amplio, es decir, en el que la oms engloba el término «salud». Esto significa que la posibilidad que los sistemas sanitarios tienen de representar los intereses de los usuarios no debería ser ya una afirmación políticamente correcta, sino un instrumento rutinario que consienta a usuarios potenciales y pacientes participar en la concepción, el diseño y la organización de las políticas y los programas sanitarios. Esto les permitiría ejercer un mayor control sobre la formación de los trabajadores de la sanidad, así como una mayor transparencia y racionalidad de la distribución de los recursos financieros y humanos.

En este momento, la pregunta sobre si el desarrollo firme y real de una medicina basada en la persona tiene consecuencias importantes sobre el estado de salud de una población, pasa a ser central. ¿Vale la pena introducir cambios tan significativos en los sistemas sanitarios en todos los niveles? O, en otras palabras,

¿es la medicina centrada en la persona un modelo cuya presencia o ausencia implica consecuencias importantes para el paciente?

La bibliografía al respecto muestra que si las transformaciones inspiradas en la medicina centrada en la persona solo se realizan en el nivel de los individuos particulares que los médicos y los trabajadores sanitarios tienen a su cargo, serán importantísimas, pero, sin otro tipo de medidas, no bastarán para modificar de manera significativa los resultados clínicos. Por lo tanto, las transformaciones deben realizarse en todos los niveles de manera paralela si, en efecto, se quiere conseguir resultados significativos para la salud de la población.

No hay duda de que las innovaciones en el nivel de los pacientes pueden conseguir mejoras, como lo muestra, por ejemplo, un estudio realizado en Shanghái.[7] El asunto básico contemplaba que las personas con patologías crónicas tenían preocupaciones y necesidades parecidas, por lo que podían aprender a responsabilizarse de la gestión cotidiana de los problemas derivados de su enfermedad. A partir de una muestra de 954 pacientes con hipertensión, enfermedades cardiovasculares, enfermedades pulmonares, artritis, diabetes y secuelas post ictus, randomizados respecto del grupo que había sido capacitado para el *self-management* (responsabilizándose de su propia cura y tratamiento, es decir, autogestionando dichos procesos) y el grupo que, en cambio, recibía las intervenciones tradicionales, el estudio mostró que el programa estructurado del primer grupo no solo fue capaz de reducir de manera significativa las hospitalizaciones, sino que, en general, mejoró el estado global de salud evaluado con ocho índices. Un análisis de costes que duró seis meses mostró, además, que las hospitalizaciones evitadas se tradujeron en un ahorro nueve veces mayor en comparación con los costes del grupo de control.

7 D. Fu, H. Fu, P. McGowan, Y.E. Shen, L. Zhu y H. Yang, «Implementation and quantitative evaluation of chronic disease self-management program in Shangai, China: randomized controlled trial», *Bulletin of the World Health Organization* 81 (2003), pp. 174-182.

También las transformaciones que implican la práctica de los trabajadores sanitarios y de los médicos pueden determinar importantes efectos positivos, como observó un estudio realizado en Dinamarca.[8] El estudio medía las intervenciones dirigidas a médicos de atención primaria que seguían a una población de pacientes diabéticos; los médicos recibían directrices específicas sobre dieta, tabaquismo, control de los valores de glucemia, hiperlipidemia y tensión arterial. Este ensayo clínico controlado duró seis años y demostró que los médicos que habían recibido formación y líneas directrices eran mucho más hábiles a la hora de definir objetivos realistas y enviaban muchos menos pacientes al especialista. Los mejores resultados clínicos se confirmaron por una disminución media del 10 % de la glucosa plasmática, del 5 % de la hemoglobina glucosilada y la mejor adherencia *(compliance)* en el uso de antidiabéticos orales (metformina), utilizados por el 24 % de los pacientes expuestos a las intervenciones de los médicos «formados», comparados con el 15 % de los pacientes del grupo control.

Asimismo, se consiguieron mejoras con innovaciones en el nivel de la organización del sistema de curas. Se trata de datos obtenidos mediante un estudio realizado en Chile.[9] Este estudio evaluó un programa de intervención secuencial *(stepped care)* para la depresión en un grupo de mujeres de condición socioeconómica muy baja. La innovación principal la constituía el papel central desarrollado por la líder del grupo terapéutico, perteneciente a la misma comunidad de pacientes y, por lo tanto, no al personal sanitario. La intervención de tres meses consistió en actividades psicoeducativas (información acerca de los síntomas, discusión sobre las opciones de tratamiento o técnicas de *problem-*

<hr>

8 N.F. Olivarius, H. Beck-Nielsen, A.H. Andreasen, M. Horder y P.A. Pedersen, «Randomised controlled trial of structured personal care of type 2 diabetes mellitus», *BMJ* 323 (2001), pp. 970-975.

9 R. Araya, G. Rojas, J. Gaete, M. Rojas, G. Simon y T.J. Peters, «Treating depression in primary care in low-income women in Santiago, Chile: a randomized controlled trial», *op. cit.*

solving). Durante seis meses, el seguimiento *(follow up)* estuvo a cargo de asistentes sociales y enfermeros del servicio de medicina primaria. El grupo de control de este estudio clínico aleatorizado lo constituían mujeres deprimidas de la misma comunidad, pero que no recibían la intervención secuencial. En el grupo experimental, las mujeres cuyos síntomas mejoraron llegaron al 81 %, y las que fueron declaradas «curadas», el 73 %, contra, respectivamente, el 34 % y el 32 % en el grupo control; una diferencia notable debida a la estrategia de la intervención secuencial y al empleo de personal no sanitario proveniente de la comunidad.

Por último, resulta mucho más complejo evaluar el efecto de cambios macroscópicos, o sea, los realizados en el nivel de las políticas del sistema sanitario. Quizá el único servicio sanitario nacional que ha declarado de manera explícita su deseo de adoptar los principios de la medicina centrada en la persona sea el inglés, el National Health Service, que, además de garantizar la cobertura universal gratuita de las intervenciones, está reorganizando de manera progresiva el funcionamiento de sus propios servicios a partir de las necesidades expresadas por los usuarios potenciales, los pacientes y sus familias.

La medicina centrada en la persona muestra toda su potencialidad, en especial en el ámbito de las enfermedades crónicas. Hoy en día, las patologías crónicas no transmisibles (como el cáncer, la diabetes y las enfermedades cardiovasculares) representan más del 60 % de la mortalidad y se estima que constituirán el 78 % del «peso global» de todas las enfermedades en 2020. Estas patologías, junto con algunas de tipo infeccioso crónico persistente (como la tuberculosis o las infecciones por VIH), las enfermedades mentales y las discapacidades físicas permanentes, aunque muy diferentes entre sí, tienen en común su cronicidad y, por lo tanto, una demanda urgente de aceptación, de cura, de rehabilitación y asistencia igual de persistentes en el tiempo y que, ciertamente, necesitan entornos o contextos no hospitalarios y no demasiado medicalizados.

Además, la transición demográfica, que resulta evidente tanto en los países con rentas altas como en grandes países que se caracterizan por economías potentes en expansión (como es el caso de Brasil, Rusia, India y China), determina un dramático aumento de la población de ancianos y, en consecuencia, de ancianos vulnerables. Por último, el incremento exponencial de cuatro factores de riesgo (tabaco, alcohol, alimentación malsana, inactividad física) contribuye al de las patologías crónicas no transmisibles (en especial, diabetes, cáncer y enfermedades cardiovasculares). El aumento de estos factores de riesgo está relacionado con un conjunto de determinantes sociales que conjuga pobreza, bajos niveles de educación, exclusión social, urbanización y desigualdades sociales. La ampliación de la brecha de las desigualdades sociales es dramática y, por ello, el impacto de los determinantes sociales de la enfermedad aumenta y se intensifica.

Los sistemas sanitarios no parecen estar preparados para hacer frente a esta revolución epidemiológica con una buena organización de los servicios; basta pensar que el 85 % de los días de vida de las personas que padecen una enfermedad crónica (transmisible o no) se vive fuera del hospital; por lo tanto, la hospitalización podría convertirse en un evento infrecuente y de duración limitada. Téngase en cuenta que el 70 % de los días de hospitalización en Europa se verifica en «camas de emergencia» y que al menos la mitad de estas admisiones pueden prevenirse (se trata de pacientes «puerta giratoria», esto es, con una insuficiente e inadecuada adhesión a los tratamientos, o simplemente de ancianos solos). Los recursos financieros y humanos siguen estando destinados a los hospitales y no son suficientemente bien redirigidos a los servicios comunitarios y de proximidad.

Y sin embargo, el sistema sanitario continúa manteniendo de manera hegemónica el papel del hospital a expensas de la medicina comunitaria, pues el funcionamiento hospitalario está concebido sobre todo para pacientes agudos y es poco o nada consciente, interesado, capaz y coherente frente a las necesidades de asistencia de larga duración expresadas por muchos enfermos; es decir, el sistema hospitalario es fundamentalmente extraño a las comunidades. La excelencia técnica del hospital general (cuando la hay) no excluye de hecho la extrañeza ontológica del hospital respecto del antes y el después del hospitalizado: si el paciente sufre una enfermedad crónica será difícil que encuentre en el hospital respuestas coherentes con sus necesidades, que se articulan en un *continuum* de un antes y un después, donde el *hic et nunc* de la hospitalización por una exacerbación aguda de su enfermedad solo representa un fragmento de una vicisitud humana y clínica bastante más compleja.

Por último, no deben subestimarse los riesgos de violaciones de los derechos de la ciudadanía que se producen en el hospital y que dependen de sus connotaciones institucionales, que, en muchos casos, se manifiestan con las características típicas de la institución total. Por supuesto, no se trata de comparar en estas páginas la violencia y la miseria del manicomio con el hospital general, si bien y en todo caso, no pueden ser ignoradas las frecuentes derivas abusivas, objetivadoras, deshumanizantes y a veces violentas que pueden encontrarse asimismo dentro del hospital general (no olvidemos el habitual recurso a la represión física que se produce tanto en las salas psiquiátricas como en las salas que acogen a pacientes ancianos e incómodos).

La psiquiatría, que, al menos en Italia, ha pasado por un período de entusiasmo e innovación en los años posteriores a la aprobación de la Ley 180,[10] ha sido la disciplina médica más sensible a la dimensión social de la intervención y promoción de servicios de proximidad en el territorio.

Pero ya no es así.

Ha habido un dramático repliegue cultural y administrativo hacia el hospital y hacia formas públicas o privadas de neoinstitucionalización. La psiquiatría ha perdido la primacía de la «medicina de lo social y en lo social», que sí tenía en los años setenta y noventa del

---

10 La Ley 180, también conocida popularmente como «Ley Basaglia», fue sancionada en Italia en 1978. Se trata de un texto legal pionero para el establecimiento de los derechos de la personas con trastornos mentales, y supuso el comienzo de un cambio de modelo orientado a la desinstitucionalización y refuerzo de redes territoriales y comunitarias de salud mental. *(N. del E.)*

siglo pasado, volviendo a otorgar al hospital un papel hegemónico (ya no es el hospital psiquiátrico, sino el Servicio de Diagnóstico y Cura dentro del hospital general) y promoviendo una amplia red de soluciones similares a las hospitalarias y neoinstitucionales.

La tendencia orientada a la «reinstitucionalización» constituye un fenómeno ubicuo y en Europa se caracteriza por un aumento de las camas psiquiátricas forenses, es decir, las destinadas a casos judiciales.[11] Entre 1990 (cuando los procesos de desinstitucionalización en Europa estaban en auge) y 2006 hubo un aumento del 110% en camas psiquiátricas judiciales.[12] En Francia, en 2008, se aprobó una ley (llamada de *rétention de sûreté*) que permite el proseguimiento de la reclusión más allá del cumplimiento total de la pena para individuos con trastornos de la personalidad considerados potencialmente peligrosos.[13] En Inglaterra, el empleo de las Community Treatment Orders permite la coerción y el tratamiento obligatorio en entornos hasta hoy considerados abiertos y situados en servicios comunitarios.[14] También la reciente normativa sobre la clausura de los hospitales judiciales en Italia es precursora de fenómenos de reinstitucionalización, y la creación de las llamadas REMS (Residencias para la Ejecución de Medidas de Seguridad) implica en algunas regiones no solo la apertura de nuevas camas psiquiátricas, sino sobre todo la reutilización de hospitales psiquiátricos cerrados hace mucho tiempo (es el caso, por ejemplo, del antiguo hospital psiquiátrico de Limbiate, en la provincia de Milán).[15] En Estados

11 S.P. Sashidharan y B. Saraceno, «Is Psychiatry becoming more coercive?», *British Journal of Psychology*.

12 S. Priebe, P. Frottier, A. Gaddin, R. Kilian *et al.*, «Mental health care institutions in nine European countries 2002-2016», *Psychiatric Services*, 59 (2008), pp. 570-573.

13 J.L. Senon, C. Jonas y M. Botbol, «The new French mental health law regarding psychiatric involuntary treatment», *British Journal of Psychology International* 13 (2016), pp. 13-15.

14 A. Molodynski, J. Rugkåsa y T. Burns, *Coercion in Community Mental Health Care*, Oxford, Oxford University Press, 2016.

15 C. Barbui y B. Saraceno, «Closing forensic psychiatric hospitals in Italy: a new

Unidos, el número de personas con un trastorno psiquiátrico que se hallan en prisión es tres veces mayor que el número de los casos análogos tratados en los servicios psiquiátricos.[16]

Resulta paradójico que, a pesar de los nobles orígenes sociales de la psiquiatría italiana (de Basaglia en adelante), hoy sea más frecuente encontrar oncólogos, diabetólogos y pediatras con una intensa orientación a la medicina comunitaria que jóvenes psiquiatras con igual orientación.

Por supuesto, el *quid* de la cuestión de la respuesta a la demanda de cura y asistencia para personas con enfermedades de larga duración no puede venir solo de un hospital, por más que se reforme y adapte con coherencia a las necesidades de la vasta población de pacientes crónicos. El *quid* de la cuestión reside en el desarrollo masivo de una medicina de comunidad, de estrategias de prevención, cura, rehabilitación y asistencia centradas en y sobre la comunidad.

Es evidente que el desarrollo de intervenciones preventivas y curativas en la comunidad implica la activación de:

- la intersectorialidad de los recursos, competencias y acciones para la salud;
- la flexibilidad y movilidad de los presupuestos, que deben centrarse y acompañar las necesidades de los usuarios individuales *(person-oriented)*, en lugar de estar enfocados a la prestación *(provider-oriented)*. En otras palabras, la histórica lógica de la psiquiatría triestina, según la cual «el presupuesto sigue al paciente» y no está «ligado» a la prestación (cama, intervenciones médicas, etc.) no debe

revolution begins?», *The British Journal of Psychiatry* 206 (2015), pp. 445-446; doi: 10.1192/bjp.bp.114.153817.

16 E. Fuller Torrey, A.D. Kennard, D. Eslinger, R. Lamb y J. Pavle, *More Mentally Ill Persons Are in Jails and Prisons than in Hospitals: A Survey of the States*, Arlington, Treatment Advocacy Center / National Sheriffs' Association, mayo de 2010. Accesible en http://www.treatmentadvocacycenter.org/storage/documents/final_jails_v_hospitals_study.pdf

ser ya una intuición genial de política sanitaria reservada a una práctica especializada de excelencia circunscrita a nivel geográfico, sino que debe transformarse en política corriente del sistema sanitario;[17]

   – la presencia simultánea horizontal de prestaciones de primer nivel y especializadas en el cuadro de la salud y medicina comunitaria. Sobre todo para las enfermedades crónicas, es necesario repensar y superar de manera radical la separación entre medicina primaria y medicina especializada (*primary* y *secondary care*); a este propósito, véase el innovador documento elaborado por la OMS junto con la Fundação Calouste Gulbenkian.[18]

En resumen, se trata de restituir una función y un puesto central a los derechos en la concepción, planificación y organización de los sistemas sanitarios, ya que es urgente y necesario dejar de considerar los derechos como «contextos deseables» de la oferta de salud por parte de los sistemas sanitarios, para, por el contrario, pasar a considerarlos indicadores (es decir, como «medidas») sustanciales de la política, la planificación y la provisión de salud y sanidad.

17 M.G. Cogliati Dezza, P. da Col, M. Ghiretti, M. Degrassi, M. Spanò, M. Fragiacomo, A. Pianca, O. Altomare, F. Paoletti, B. Ianderca, C. Rusgnach y F. Rotelli, «Il "Progetto Microaree" nei distretti di Trieste. Azioni innovative per una salute globale in una rivisitazione operativa delle cure primarie», *Sistema Salute* 56 (2012), pp. 374-387.

18 World Health Organization (WHO) - Fundação Calouste Gulbenkian, «Integrating the response of health systems to mental disorders and other chronic diseases», Ginebra, 2014.

III.
DESARROLLOS POSIBLES

8. Discapacidad mental y habilitación para la ciudadanía

Las discapacidades mentales asociadas proponen una serie de cuestiones generales muy complejas que ponen en juego aspectos teóricos, técnicos y políticos de la psiquiatría en general. Podría decirse, aunque de manera algo esquemática, que deben considerarse cinco grandes cuestiones:

1. Una mayor claridad terminológica, que permita adoptar un lenguaje común sobre el tema de la discapacidad.
2. Una evaluación lo más rigurosa posible del «peso» relativo de la discapacidad mental en relación con determinadas discapacidades de las enfermedades somáticas.
3. Una mejor comprensión de los nexos y de las implicaciones de la estrecha relación entre discapacidad y hándicap.
4. Una clara e inequívoca aceptación de la centralidad de la dimensión de los derechos formales y sustanciales en el tema de la discapacidad.
5. Un análisis de los modelos de respuesta a la discapacidad mental y de los fundamentos de las intervenciones de «habilitación psicosocial».

Aspectos terminológicos

Si nos adentramos en el aburrido y abstracto, aunque a menudo inevitable, universo de las definiciones podemos decir, de acuerdo con la OMS,[1] que la discapacidad es una condición como resultado de algún daño, o sea, de una alteración de la integridad de estructuras o funciones del cuerpo. Ese daño puede implicar un grado variable de limitaciones en la ejecución de actividades y, más en general, puede derivar en un deterioro de la capacidad y de la posibilidad de participar en las actividades habituales de la vida cotidiana. Dichas limitaciones son lo que denominamos «discapacidades».

Sin embargo, el alcance y la gravedad de las limitaciones impuestas por la discapacidad dependen de variables individuales que pueden actuar como factores protectores o, por el contrario, como factores agravantes; de este modo, la edad, el género, el nivel de educación o la condición socioeconómica constituyen elementos individuales que desempeñan un papel importante a la hora de hacer que una discapacidad sea más o menos incapacitante.

Pero no solo se trata de variables individuales; de hecho, el contexto circundante puede agravar o mitigar las limitaciones impuestas por la discapacidad. Cada entorno social se caracteriza por actitudes, normas sociales y leyes que pueden ser más o menos estigmatizadoras, más o menos incluyentes o, por el contrario, excluyentes. Estas variables de contexto constituyen lo que denominamos «hándicap», esto es, una desventaja social. En otras palabras, los individuos pueden ser portadores de una cierta discapacidad, pero es su ambiente social el que determina el grado de las limitaciones inherentes a una discapacidad concreta. Dicho de otro modo, ningún individuo es «portador de un hándicap», sino que todo individuo que «tiene una discapacidad» se encuentra con un determinado contexto que le impone un hándicap concreto, que establece el grado de sus limitaciones.

Así, se comprende de un modo intuitivo que dos individuos que tengan la misma discapacidad, como, por ejemplo, la cegue-

---

1 World Health Organization (WHO), «International Classification of Functioning and Disability: ICIDH-2, Beta-2 draft: Short Version», Ginebra, 1999.

ra, puedan presentar, no obstante, limitaciones muy diferentes (es decir, estarán expuestos a un hándicap), en función de si, por ejemplo, los ascensores del lugar en el que viven se encuentran equipados con teclado provisto del alfabeto braille o no. Si estas distinciones fundamentales entre discapacidad —como consecuencia individual de una enfermedad— y hándicap —como consecuencia colectiva de una desventaja producida por el ambiente— son válidas para las discapacidades físicas, es obvio que también lo son para las mentales. Por supuesto, la secuencia enfermedad-daño-discapacidad-hándicap queda menos demostrada cuando analizamos la discapacidad mental que cuando analizamos la discapacidad física.

Podemos decir, con una aproximación razonable, que una enfermedad mental que haya dañado algunas funciones (cerebrales, o, de manera más verosímil, la interacción entre el sujeto y el ambiente circundante) puede propiciar una discapacidad mental. Lo cierto es que sabemos muy poco de los daños reales y efectivos tanto de las funciones cerebrales como de las funciones interactivas (¿*brain* y *mind*?), por lo que estamos obligados a utilizar modelos muy frágiles. Esta fragilidad se debe a la aún vaga definición de ese *software* que llamamos «mente» *(mind)*, en relación con el *hardware* que es el cerebro *(brain)*. Deberemos circunscribirnos, con más humildad y provisionalidad, a constatar que un daño en las funciones cognitivas y afectivas puede suponer una barrera para la capacidad de un individuo a la hora de vivir su vida diaria e interactuar con el entorno privado y social circundantes.

Aunque se diría que estamos navegando entre palabras más que describiendo objetos claros y distintos, podemos contentarnos con este mínimo de lenguaje común que, al menos, nos permite «medir» el peso relativo de una discapacidad y analizar las diferencias entre los individuos que reciben las intervenciones que pretenden reducir la discapacidad.

El peso relativo de la discapacidad mental

A finales de la década de 1990, la colaboración entre la Universidad de Harvard y el Banco Mundial posibilitó el desarrollo de una unidad de medida capaz de calcular de manera simultánea el número de años de vida perdidos debido a una enfermedad y el número de los vividos en una condición de discapacidad por causa de esa misma enfermedad. Esta unidad de medida se llamó *Disability-Adjusted Life Year* (DALY). Los DALY —ya mencionados con anterioridad— expresan, para cada enfermedad, los años de vida perdidos a causa de la enfermedad, es decir, la mortalidad imputable a esta, pero también los años de vida vividos con la discapacidad como consecuencia de esa misma enfermedad. De este modo, en una sola medida se asocian la mortalidad y la discapacidad debidas a una enfermedad determinada. Los años de vida vividos con una discapacidad se expresan con la medida *Years Lived with Disability* (YLDS) y los perdidos a causa de la muerte prematura debida a una enfermedad se expresan con la medida *Years Life Lost* (YLL). Los DALY consideran para cada patología la suma de los dos componentes, esto es: YLL+YLD =DALY. Cuanto más son los años perdidos a causa de la muerte prematura debido a una enfermedad, menos son los vividos con la discapacidad asociada a la misma, y viceversa. Una enfermedad que conduce con rapidez a la muerte será responsable de muchos años de vida perdidos, pero de pocos años vividos con la discapacidad a ella asociada, y viceversa: una enfermedad que, aun provocando una discapacidad grave, no conduce a una muerte prematura será causa de muchos años vividos con la discapacidad, pero de pocos perdidos a causa de esa enfermedad. Se utilizan numerosos factores de corrección (por ejemplo, la edad o la gravedad) para que se pueda obtener una medida relativamente fiable que exprese la sumatoria de mortalidad y discapacidad inherente a una patología.

No hay duda, no obstante, de que, a pesar de su indudable inteligencia, esta nueva medida epidemiológica no capta los aspectos inherentes a la respuesta que el contexto da a una determinada discapacidad. Se trata de contestaciones vinculadas a los contextos locales, pero que pueden agravar o aliviar de manera radical cualquier discapacidad. Esa incapacidad de los DALY a la hora de captar la dimensión de la respuesta social a la discapacidad constituye un límite importante de dicha medida.

Sin embargo, hay que decir que cuando, entre 2000 y 2001, la OMS comenzó a proporcionar los datos relativos a los DALY asociados a las enfermedades mentales, de improviso se encendieron los reflectores de la salud pública internacional sobre aquellas que hasta ese momento habían permanecido olvidadas, como, por ejemplo, la depresión, los trastornos relacionados con el alcohol o las psicosis. Si, en efecto, las enfermedades mentales y neurológicas solo representan en conjunto el 1,4 % de todas las muertes, también representan el 30 % de todos los años de vida transcurridos con una discapacidad. Por lo tanto, cambiando la unidad de medida también variarían las prioridades de salud pública atribuidas a las diferentes enfermedades. De hecho, de entre las primeras diez causas de años de vida transcurridos con una discapacidad, hasta cuatro de ellas se deben a enfermedades mentales como la depresión, el uso del alcohol, los trastornos afectivos bipolares y la esquizofrenia.[2] El viejo y burdo lugar común según el cual «de enfermedad mental uno no se muere», por lo que, en países pobres, ocupémonos de las auténticas prioridades responsables de la mortalidad precoz, quedaba expuesto a la duda por el hecho de constatar que las patologías mentales desempeñaban un papel decisivo en la discapacidad de millones de individuos, con consecuencias previsibles no solo sobre su cualidad de vida, sino en especial sobre la economía de sus familias y, en definitiva, de su comunidad.

De manera paradójica, la discapacidad de los vivos pesa más que la mortalidad cuando se tienen en cuenta los sistemas de salud pública y de bienestar *(welfare).*

---

2 World Health Organization (WHO), «The World Health Report: 2001 - Mental health: new understanding, new hope», Ginebra, 2001.

Discapacidad y hándicap

Así como la ausencia de un teclado braille en un ascensor o la excesiva altura de un escalón de acceso a un medio de transporte público representan el hándicap ambiental que se añade para agravar una discapacidad, también la ausencia de un programa habitacional para una persona con una discapacidad mental severa representa el hándicap ambiental añadido a su discapacidad. Por lo tanto, como hemos visto, el hándicap no «pertenece» a la persona con una discapacidad, sino que es la respuesta a la discapacidad que un determinado contexto/entorno ofrece a esa persona; por lo tanto, el hándicap «pertenece» a la comunidad, ya sea esta el sistema sanitario, ya sea la organización de servicios de la salud o, más en general y en dimensiones crecientes, el barrio, la ciudad y la comunidad nacional.

Por eso, responder a la discapacidad no puede limitarse a intervenciones individuales que se propongan aumentar las capacidades individuales de las personas con discapacidad, sino que debe incluir intervenciones orientadas a reducir la desventaja social, es decir, el hándicap ambiental añadido. Este es un tema central para cualquier reflexión en torno a la discapacidad y la rehabilitación.

En efecto, toda intervención sobre la discapacidad que se inscriba en una lógica exclusivamente individual está destinada al fracaso: de nada sirve aumentar la habilidad de una persona invidente mediante el aprendizaje de braille si el contexto en que esta persona vive no lo pone a su disposición en todas las estructuras públicas o privadas a las que ella debe tener acceso. Los programas de rehabilitación que solo están centrados en la pedagogía individual orientada a aumentar las capacidades y no a la capacitación del contexto circundante para reducir las barreras (y no solo las arquitectónicas) son una mala opción.

Demasiados usuarios de la psiquiatría han estado y están expuestos a las más variadas y extrañas pedagogías y capacitaciones: pintar, cantar, iniciarse en artes plásticas, cocinar, ir de compras, leer el periódico; en conjunto, se trata de actividades realizadas en un patético, frustrante e irresponsable contexto de falta de perspectivas reales de lograr una residencia en la cual poder cocinar o leer el periódico, es decir, en la que ejercitar habilidades antiguas o adquiridas. Como he analizado y discutido en mi ensayo de 1995 *El final del entretenimiento*, la psiquiatría representa el paradigma mismo del entretenimiento, esto es, un entretenimiento que alude tanto a una acción agradable, para hacer pasar el tiempo, como al sentido primario de la etimología «mantener dentro». La psiquiatría se ha expresado y se expresa mediante una oscilación entre la forma consistente de mantener dentro y la forma débil de hacer pasar el tiempo. El manicomio cumple ambas condiciones. Y es en este punto donde se afronta la urgencia y la necesidad de hablar del manicomio para poder hablar de la rehabilitación. Si el hándicap no es más que la desventaja que el contexto propone a la discapacidad cuando la encuentra, el manicomio es la forma más estructurada y organizada de hándicap. En efecto, el manicomio constituye el paradigma de los procesos de discapacitación en cuanto en él el paciente experimenta todos los elementos de la vida cotidiana (desde dormir hasta comer, desde vestirse hasta disfrutar del espacio, desde intercambiar afectos hasta recibir órdenes y someterse a la normativa). Elementos que en dicha estructura asumen su «grado cero», en el sentido de empobrecimiento humano y material. Remontar la espiral significa cambiar, poner en circulación «intercambios», esto es, reconstruir historias subjetivas, subjetivar espacios transformándolos en lugares de experiencia, inventar recursos, producirlos, exigirlos, reformular derechos, desenmascarar privilegios. Si «las necesidades del paciente en la institución destinada a su cura son antagónicas con la eficiencia organizativa necesaria para la supervivencia del hospital en cuanto organización social»,[3] la labor no puede ser otra que ocuparse de aquellas necesidades y entrar con ellas en un antagonismo con la institución, es decir,

---

3 F. Basaglia, *Scritti II, op. cit.*

con la psiquiatría. Como puede observarse, las implicaciones de una ampliación de la perspectiva que va de la intervención individual sobre la discapacidad a la intervención contextual sobre discapacidad y hándicap resultan muy significativas y se hallan cargadas de consecuencias teóricas y prácticas.

La cuestión de los derechos

La ya «histórica» «Convención de Naciones Unidas sobre los derechos de las personas con discapacidad»,[4] adoptada en 2006, representa un gigantesco paso adelante en la civilidad del derecho que por fin incluye a las personas con discapacidad mental en el universo de los derechos de las personas con discapacidad. En efecto, por vez primera, los derechos de las personas con discapacidad mental se asimilan a los derechos de las personas con discapacidad física poniendo fin a una discriminación que también persistía dentro del mundo mismo de las discapacidades. Ante todo, se trata de afirmar el derecho a tener derechos, lo que no es poco cuando nos referimos a una población que no solo ha estado y sigue estando privada de muchos derechos, sino que, además, se han invocado al respecto «razones científicas» para mantenerla en este estatuto de derechos amputados (y, en este sentido, las incongruencias, los abusos, los arbitrios que llenan las páginas de las peritaciones psiquiátricas ofrecen un amplio testimonio de ello).

Entre las muchas e importantes declaraciones de la Convención, hay una en especial que promueve los derechos de las personas con discapacidad mental cuando afirma que la discapacidad nunca puede ser utilizada como un motivo para limitar las libertades de las personas con discapacidad física y/o mental.

---

4 United Nations (UN), «Convention on the Rights of Persons with Disabilities», Nueva York, UN, 2006. Accesible en https://www.un.org/development/desa/disabilities/convention-on-the-rights-of-persons-with-disabilities.html

En efecto, el artículo 14 de la Convención, que no por casualidad es uno de los más controvertidos y que, de aplicarse realmente, tendría consecuencias importantes sobre la relación de poder que existe entre la psiquiatría y sus propios usuarios, establece que todas las personas con discapacidad (no se hace distinción entre física y mental):

> disfruten del derecho a la libertad y seguridad de la persona. No se vean privadas de su libertad ilegal o arbitrariamente y que cualquier privación de libertad sea de conformidad con la ley, y que la existencia de una discapacidad no justifique en ningún caso una privación de la libertad.

Además, los artículos 25 y 28 sancionan otros dos derechos fundamentales que se niegan de manera sistemática a las personas con discapacidades mentales graves: el derecho a gozar del más alto nivel posible de salud física y mental y el derecho a un estándar adecuado de vida y de protección social. No hay duda de que las personas con discapacidad mental a consecuencia de trastornos mentales y de la conducta están especialmente expuestas a la violación de estos derechos, tanto si viven en una institución psiquiátrica como si viven en su comunidad (solos o en familia), ya que tienen acceso a tratamientos médicos cuya frecuencia y calidad son, de promedio, mucho más bajos que los que recibe la población general. No se ha denunciado lo suficiente el hecho de que las personas con trastornos mentales mueran mucho antes que las personas de igual edad y condición socioeconómica que no padecen estas enfermedades y discapacidades. Desde hace algunos años ha ido aumentado la investigación al respecto y todos los estudios muestran que la esperanza de vida de las personas que padecen enfermedades mentales graves es reducida, en comparación con la de la población general. Esta mortalidad precoz no se debe a la enfermedad en sí (pues esta explica, en realidad, solo una fracción limitada de muertes atribuibles al suicidio o a las consecuencias del consumo de alcohol y otras sustancias psicotrópicas). Todos los otros decesos tempranos, que son la mayoría, se deben en cambio a la poca atención de los sistemas sanitarios a las patologías somáticas de las personas con enfermedades mentales, a las patologías somáticas concomitantes que dependen de las condiciones de abandono, marginalidad social o institucionalización de las personas con enfermedades mentales y a los prolongados tratamientos psicofarmacológicos responsables de una acumulación de efectos graves no deseados.[5]

Es importante observar que la Convención, que en este sentido es bastante progresista e innovadora, no se limita a afirmar protección *ante* la violación de derechos, sino que también afirma la promoción de los mismos; no solo se trata de evitar violaciones de derechos, sino también de promover su ejercicio.

Podemos decir que la Convención obliga a los expertos de la salud mental, y en primer lugar a todos los psiquiatras, a considerar estos no como una referencia de principio (tan noble como abstracta), sino como una obligación de procedimiento y de resultado.

La «etiqueta» de los derechos humanos, que aunque suele hallarse presente en los discursos de la psiquiatría, demasiado a menudo es ignorada en sus prácticas, deja de ser una «etiqueta» (¿pequeña ética?) para convertirse en ética práctica. El eslogan de los movimientos de los usuarios *Nothing about me without me* al fin encuentra en la Convención un instrumento real y potente.

Por lo tanto, ocuparse de la discapacidad mental significa hacer frente a la gran cuestión moral conectada, o *moral case,* como definen V. Patel, B. Saraceno y A. Kleinman en 2006.[6] Las personas con enfermedades mentales continúan estando fuertemente estigmatizadas y discriminadas, se las considera peligrosas,

---

5 K. Wahlbeck, J. Westman, M. Nordentoft, M. Gissler y T.M. Laursen, «Outcomes of Nordic mental health systems: life expectancy of patients with mental disorders», en *British Journal of Psychiatry* 199, diciembre de 2011, pp. 453-458.

6 V. Patel, B. Saraceno y A. Kleinman, «Beyond evidence: the moral case for international mental health», *The American Journal of Psychiatry* 163, agosto de 2006, pp. 1312-1315.

estúpidas, débiles, incapaces y, por lo tanto, se las excluye de las oportunidades educativas o profesionales. No olvidemos que los datos disponibles muestran que es muy frecuente que estas personas sean víctimas más que autoras de la violencia, si bien con demasiada frecuencia la exclusión, la discriminación, el aislamiento, el abandono y el internamiento son las respuestas habituales para la discapacidad mental. Las instituciones psiquiátricas para adultos, públicas y privadas, las instituciones especializadas para niños y adolescentes con discapacidad intelectual, o para ancianos con demencia, aún representan lugares de miseria, violencia o abuso. Si esto es el *moral case*, no hay duda de que hacerle frente no solo constituye una cuestión de cambio de actitudes y prejuicios, sino que sobre todo de cambios radicales en las políticas de salud mental, de las legislaciones correspondientes y de las organizaciones de los servicios que tienen que ocuparse de las personas con discapacidad mental ofreciéndoles respuestas humanas y dignas, justas y eficaces, inclusivas en lugar de todo lo contrario. Demasiadas personas que tienen problemas de salud mental y sufren una discapacidad en este sentido carecen de servicios de salud mental apropiados a los que dirigirse, estando muchos de ellos confinados en hospitales psiquiátricos viejos y nuevos —a la luz los primeros y en casi en secreto los segundos—, siendo unos y otros míseros y violentos. Simplemente con ojear los cientos de fotografías que de manera periódica nos muestran los documentos de la OMS, así como de numerosas organizaciones de derechos humanos o asociaciones de usuarios y supervivientes de la psiquiatría *(users and survivors),* es fácil observar centenares de rostros y cuerpos de hombres, mujeres y niños en condiciones de abandono, humillación y coacción; barrotes, celdas, cámaras de aislamiento, cadenas, chalecos de fuerza, fajas de sujeción; ambientes miserables, servicios higiénicos abyectos, dormitorios sórdidos, ambientes de soledad y miseria… Incluso en las fotografías tomadas en los hospitales psiquiátricos de los países más ricos podemos captar la violencia y la miseria de la institución, aunque esta se manifieste de una manera menos clamorosa (aunque no menos dolorosa): ambientes siniestros, puertas cerradas, cristales blindados, cámaras de aislamiento que parecen espacios de tortura psicológica, talleres de pintura, escultura y expresividad diseñados para entretener y no para liberar. Siempre puertas cerradas con llave y, sobre todo, ausencia de vida y de planificación.

La alarma lanzada en 2013 por el Special Rapporteur[7] de Naciones Unidas siempre está de actualidad.

Modelos de discapacidad y planteamientos de la rehabilitación

Sin embargo, más allá de la burda e injusta intervención que se resume a la perfección con el término «institucionalización», ¿de qué modelos de respuesta disponemos para la discapacidad mental?

Cuando se consideran las discapacidades mentales, dos son los paradigmas predominantes: el biomédico, el más común y generalizado, y el psicosocial que, aunque menos adoptado, por supuesto resulta más apropiado para comprender y responder a las cuestiones que plantea la discapacidad mental.

Si le preguntáramos a una amplia audiencia de expertos en salud mental, en especial a los psiquiatras, si ellos se adherirían a un modelo de intervención holística, humana y caracterizada por acciones bio-psico-sociales —o sea, que contemplase al mismo tiempo intervenciones médicas, psicológicas y sociales—, todos los presentes responderían de manera entusiasta que sí lo harían. Pocos defenderían la exclusividad biomédica del modelo de intervención.

Pero la verdadera cuestión no reside en la adhesión de principio, sino en la adopción práctica de ese modelo complejo y

7 United Nations Human Rights Council, «Report of the Special Rapporteur on torture and other cruel, inhuman or degrading treatment or punishment», Juan E. Méndez, 2013.

multidisciplinar, que encuentra tan unánime adhesión y tan minoritaria operacionalización en la práctica de los servicios de salud mental. La realidad, en efecto, es otra:

1. el modelo biomédico sigue siendo hegemónico y no tiene nada que ver con el modelo psicosocial;
2. las intervenciones orientadas a la inclusión social están ausentes o son insuficientes;
3. la regla es la sistemática exclusión de los usuarios en el diseño y la construcción de los programas de rehabilitación psicosocial.

En 1977, George Engel, en un histórico artículo publicado en *Science*,[8] acuñó la expresión «bio-psico-social» para aludir a un nuevo modelo necesario en medicina que superara el reduccionismo biomédico. El término triunfó entre los psiquiatras, que encontraron en una sola palabra la síntesis de todo lo que deberían haber hecho y no hacían. Ese hipotético público de expertos en salud mental y psiquiatras al que me refería antes juraría a favor de un planteamiento bio-psico-social, pero en la práctica ha hecho que el término sea vago y ritualista (*shibolleth*, o sea, una especie de *santo y seña*, según la feliz definición de P. J. Fink).[9]

Este cisma entre el uso ritualista de la noción de «bio-psico-social» y la práctica real de la medicina resulta más evidente en psiquiatría, donde prevalece el modelo biomédico.

Aclaremos ante todo la confusión permanente entre las nociones de «psiquiatría» y «salud mental», utilizadas a menudo de manera errónea como sinónimos. El concepto de «salud mental» es amplio y abarca no solo la ausencia de enfermedad mental, sino también la presencia de una condición positiva de bienestar

---

8 G.L. Engel, «The need for a new medical model: a challenge for biomedicine», *Science*, 196, 4286 (8 de abril de 1977), pp. 129-136.

9 P.J. Fink, «Is "biopsychosocial" the psychiatric shibboleth?», *The American Journal of Psychiatry* 145/9, septiembre de 1988, pp. 1061-1067.

psicológico y social. La psiquiatría, en cambio, es una disciplina precisa de la medicina que se ocupa de la cura de las enfermedades mentales. Se ha creado una curiosa paradoja terminológica por la que, por un lado, la psiquiatría biomédica se sirve de la noción de «salud mental» para aludir a aquellas intervenciones de prevención primaria o de promoción de la salud que pueden valerse de un enfoque psicosocial, pero mantiene netamente separadas las intervenciones de la psiquiatría que se fundan en el modelo biomédico o bio-psico-médico. Por otro lado, la psiquiatría con orientación psicosocial tiende a asumir la noción de «salud mental» *tout-court* (a secas) para describir asimismo las acciones de cura de la enfermedad mental, y esta asimilación impropia está legitimada por la voluntad de distinguirse del uso restrictivo de dicha expresión por parte del modelo biomédico. Dicho de otra manera, la psiquiatría con orientación bio-psico-social afirma que su modo de «hacer psiquiatría» incluye la acción de prevención y de promoción de la salud que la psiquiatría biomédica relega a un impreciso campo disciplinario diferente del suyo.

En resumidas cuentas, y más allá de las cuestiones terminológicas, hoy se entiende que el término de «salud mental» alude a la compleja variedad de intervenciones de promoción, prevención primaria y secundaria, cura y rehabilitación que son necesarias para mantener la salud mental de la población, esté esta sana o enferma.

El planteamiento biomédico de las enfermedades mentales es más reduccionista y postula que los procesos mentales y sus alteraciones pueden explicarse y modificarse a partir de la comprensión de la neurofisiología y la bioquímica del sistema nervioso central; así, la llamada MBIT (Mind-Brain-Identity Theory) asume la identidad entre cerebro y mente. Este enfoque implica una relación causal lineal entre daño del sistema nervioso central y enfermedad mental, por lo que, de manera implícita, asume que los tratamientos de estas patologías no son sino modificaciones (en esencia, pero no de manera exclusiva, farmacológicas) de funciones cerebrales alteradas. En la práctica real de los psiquiatras ese determinismo se halla más matizado y es menos rígido, aunque continúa manteniendo una influencia decisiva en la psiquiatría.

Las críticas a este modelo han sido y son muy numerosas, en cuanto se lo considera demasiado frágil tanto desde el punto de vista epistemológico como del de la clínica empírica. Las críticas, a menudo radicales, al modelo biológico puro han permitido la formulación de otros más complejos de enfermedad mental y la formulación de nuevas hipótesis sobre el funcionamiento de la mente. Basta pensar en el modelo trifásico de Luc Ciompi,[10] que hace suyas las tres dimensiones —biológica, psicológica y social— no de forma acumulativa, sino interactiva. Según Ciompi, el funcionamiento mental consiste en una compleja jerarquía de sistemas afectivo-cognitivos de «referencia» continua. Ese sistema se ha formado y desarrollado a través de un proceso continuo de exposición a la experiencia. Este conjunto de sistemas de referencia afectivo-cognitivos corresponde al sistema reticulado-límbico-cortical y el funcionamiento de la mente no es, en este caso, sino el resultado de la interacción entre estas estructuras anatomo-funcionales y la experiencia. Según dicho modelo, por lo tanto, la esquizofrenia no sería un proceso lineal sostenido por un factor causal (genético o con base anatomo-fisiológica), sino el resultado de una serie de procesos bio-psico-sociales que al interactuar crean una red compleja y multifactorial de eventos.[11]

Gracias a la introducción de planteamientos más complejos y no solo basados en la neurobiología, es posible explicar la patogénesis de las enfermedades mentales (y en consecuencia, concebir su tratamiento) en una perspectiva que supera los límites

---

10 L. Ciompi, H.P. Dauwalder, C. Maier y E. Aebi, «Das Pilotprojekt Soteria Bern zur Behandlung akut Schizophrener. I Konzeptuelle Grundlagen, praktische Realisierung, klinische Erfahrungen [The pilot project Bern in treatment of acute schizophrenic patients. Conceptual principles, practical realization, clinical experiences]», *Nervenarzt* 62 (1991), pp. 428-435.

11 L. Ciompi, «Is chronic schizophrenia an artifact? Arguments and counter-arguments», *Fortschr Neurol Psychiatr Grenzgeb* 48/5 (3 de mayo de 1980), pp. 237-248.

de los enfoques *mindless* o *brainless,* que han generado psiquiatrías muy primitivas en cuanto construidas sobre modelos exclusivamente orientados a las influencias biológicas o que prescinden por completo de estas (y que son, respectivamente, la psiquiatría biomédica y la psicodinámica psicoanalítica).[12]

Este conflicto de modelos fue evidente y se radicalizó en los años sesenta y setenta del siglo pasado, cuando el planteamiento biológico se oponía al psicológico con unas posiciones muy polarizadas entre quienes defendían la opinión según la cual los fenómenos mentales solo eran «eventos cerebrales» y quienes se oponían a este reduccionismo, aunque negando a menudo cualquier papel a las influencias neurobiológicas. Hoy en día este conflicto (que de hecho vuelve a proponer un debate filosófico que se remonta a los tiempos de René Descartes) nos parece muy anticuado y encuentra muy pocos defensores. Como se sabe, Descartes abogaba por un modelo según el cual la mente y el cuerpo eran entidades separadas («res cogitans», la mente; «res extensa», el cerebro) que conseguían interactuar gracias a la mediación de la glándula pineal. La idea bastante mecanicista de Descartes fue muy discutida por filósofos como Thomas Huxley, según el cual los «eventos» mentales se producían de manera casual (¡no causal!), determinados por procesos somáticos, y no tenían autonomía distintiva alguna respecto de la materialidad biológica del cuerpo.

Más tarde, el principio de una influencia recíproca mente-cuerpo fue impugnado por los conductistas más radicales, como el psicólogo estadounidense Skinner, que en la década de 1950 sostuvo la inexistencia de la mente explicando los comportamientos como una simple serie de acciones físicas determinadas por el entorno circundante.

Hoy, en la psiquiatría contemporánea, prevalece el modelo de la *mind body identity,* que postula una identidad sustancial

12 L. Eisenberg, «Mindlessness and brainlessness in psychiatry», *The British Journal of Psychiatry* 148 (1986), pp. 497-508.

entre procesos físicos (somáticos) y procesos mentales, pero que, en todo caso, deja de manera indefinida y vaga la comprensión de los procesos de integración entre la complejidad de las actividades mentales y su sustrato anatomo-fisiológico en relación con las influencias del ambiente. El genial psiquiatra estadounidense Leon Eisenberg resumía esta sustancial falta de claridad al preguntarse de manera provocativa si las enfermedades mentales eran *brain disease or problems in living* («enfermedades del cerebro o problemas de la vida»). En realidad, la aparente ingenuidad de la pregunta planteada por Eisenberg sirve para introducirnos en el viejo debate «cuerpo/mente» *(body-mind)*, una tercera y nueva variable que es el entorno circundante *(problems in living),* de modo que el modelo interactivo se complica.

Fueron los estudios epidemiológicos pioneros de August Hollingshead y Frederick Redlich[13] en la década de 1960 los que mostraron por primera vez el papel de factores no inmediatamente correlacionados con las dimensiones individuales psicológicas y biológicas de los individuos en la génesis de las enfermedades mentales. No se documentaba un papel causal directo de los factores extrabiológicos, sino más bien un papel de codeterminación ejercida por los de riesgo ambiental. Esos factores externos (hoy diríamos «determinantes sociales») no están necesariamente involucrados en la etiología de las enfermedades, pero pueden desempeñar papeles decisivos en las formas en que las enfermedades se manifiestan, y, sobre todo, pueden modificar su evolución, o sea, su historia natural.

En la actualidad hay una disponibilidad ilimitada de datos suministrados por estudios epidemiológicos que analizan el papel de los factores ambientales macro y microsociales que desempeñan roles decisivos en la determinación de numerosas enfermedades mentales.

---

13 A. Hollingshead y F. Redlich, *Poverty, Socioeconomic Status, and Mental Illness*, Nueva York, Wiley, 1958.

III. Desarrollos posibles

Pensemos en los estudios pioneros de Michael Rutter[14] que demostraron la relación entre urbanización y disgregación familiar, y entre esta y los trastornos mentales de los niños, o en los fundamentales análisis de W. G. Brown y T. Harris,[15] que documentaban la influencia determinante de eventos de la vida negativos y/o estresantes y la aparición de la depresión. La muerte de la madre antes de los once años de edad, el desempleo, la falta de una relación afectiva o la presencia de tres o más niños en la unidad familiar eran situaciones identificadas por los autores como los más potentes eventos vitales capaces de desencadenar o agravar una depresión. El modelo de las *expressed emotions* de J.-P. Left y C. E. Vaughn[16] pudo documentar el rol del contexto familiar en el desarrollo y la evolución de la esquizofrenia y la presencia de «altas emociones expresadas» en la familia como un factor significativo de riesgo para las recaídas en la enfermedad.

El estudio internacional de la OMS sobre el curso y el resultado de la esquizofrenia[17] mostró de un modo convincente que el contexto sociocultural era un poderoso factor de protección o de riesgo respecto de la evolución y el resultado de la enfermedad.

A partir de estos estudios pioneros, se han acumulado en los decenios sucesivos numerosísimas evidencias que indican que variables macrosociales, contextos culturales, condiciones económicas y de vulnerabilidad, insuficiente apoyo psicosocial, even-

---

14 a) M. Rutter, A. Cox, C. Tupling, M. Berger, W. Yule, «Attainment and adjustment in two geographical areas: the prevalence of psychiatric disorder», *The British Journal of Psychiatry* 12 (1975), pp. 493-509; b) M. Rutter, B. Yule, D. Quinton, O. Rowlands, W. Yule y W. Berger, «Attainment and adjustment in two geographical areas: 3. Some factors accounting for area differences», *The British Journal of Psychiatry* 126 (1975), pp. 520-533.

15 G.W. Brown y T. Harris, *Social Origins of Depression: A Study of Psychiatric Disorder in Women,* Londres, Tavistock, 1978.

16 C.E. Vaughn y J.-P. Left, «The influence of family and social factors on the course of psychiatric illness: A comparison of schizophrenic and depressed neurotic patients», *The British Journal of Psychiatry* 129 (1976), pp. 125-137.

17 World Health Organization (WHO), «Schizophrenia: An International Follow-up Study», Nueva York, Wiley, 1979.

tos psicológicos y sociales adversos, así como exposiciones a situaciones extremas son poderosos factores que interactúan con las estructuras neurobiológicas del individuo (y el funcionamiento de estas), contribuyendo e influyendo en el desarrollo, la evolución y el resultado de las enfermedades mentales.

A la luz de toda esa masa crítica de datos, sería una insensatez limitarnos a «añadir» la dimensión social a la dimensión psicológica y biológica con el simple pero pobre resultado de ampliar sin más una lista de factores de riesgo y protección. El modelo biomédico de la psiquiatría se ha limitado, en cambio, a esta operación de «adición», puesto que se ha visto obligado, en los últimos cincuenta años, a lidiar con modelos epistemológicos diferentes, con hipótesis etiológicas distintas, con impulsos culturales extramédicos, con instancias sociales y con cambios políticos.

La psiquiatría, en lugar de situarse en un estado de crisis y de autocuestionamiento (en aquel estado histórico al que Basaglia la había obligado por una cuestión de salud), se ha limitado a «añadir». Añadir ha implicado incluir simplemente nuevas áreas de observación y nuevas competencias técnicas, sin preguntarse siquiera por la inevitable transformación epistemológica y metodológica que toda inclusión suponía. En realidad, el núcleo central de la cuestión epistemológica de la psiquiatría reside en si esta existe como una rama de la medicina, o bien, en el momento en que asume como objeto de su observación e intervención aspectos cada vez más alejados de la medicina, deja de existir como especialidad médica y comienza a hacerlo como otra cosa diferente, algo indefinido y que es probable que esté por definir.

Un planteamiento interactivo de la enfermedad mental significa en sustancia introducir el papel de los determinantes sociales no solo en el modelo etiológico, sino también y sobre todo en las estrategias de intervención y planificación de los servicios de salud mental. Esta es la decisión radical que hace que este debate pase de la etapa de reflexión epistemológica a la de la acción de salud pública.

III. Desarrollos posibles

Estudios sobre la relación entre la respuesta de los servicios destinados a la cura de las enfermedades mentales y la evolución de estas han mostrado que las variables relacionadas con las estrategias, la organización y los estilos de trabajo de los servicios sanitarios desempeñan un papel tan importante en la evolución y el resultado de las enfermedades mentales como el de las variables clínicas.

Por consiguiente, el modelo se complica aún más si se introduce la variable «servicio de salud mental» entre los factores de riesgo/protección. Un estudio italiano pionero del Istituto Mario Negri[18] mostraba cómo, en una población de pacientes dados de alta de un servicio hospitalario de psiquiatría, el determinante más potente de readmisión era la tipología organizativa del servicio psiquiátrico que se había responsabilizado del paciente, es decir, que el riesgo de una nueva hospitalización no dependía tanto de factores clínicos como de factores relacionados con las políticas y estrategias organizativas de los servicios.

Podríamos seguir *ad infinitum* aportando «pruebas» que muestren que el modelo exclusivamente biomédico es inadecuado no solo en la construcción de los modelos etiológicos, sino sobre todo en la de los modelos de intervención. No hay necesidad de nuevas pruebas para afirmarlo, lo que debemos preguntarnos es por qué el *establishment* psiquiátrico parece no tener en consideración esta complejidad y reproduce, al menos en una abrumadora mayoría de los casos, el agotado e ineficiente modelo biomédico. ¿Por qué?

No creo que las razones deban buscarse en una resistencia teórica por parte de los psiquiatras a los modelos holísticos, sino en la resistencia cultural, social y económica a las consecuencias que la adopción sistemática y sistémica de un modelo bio-psico-social implicaría:

18 A. Barbato, E. Terzian, B. Saraceno, F. Montero Barquero y G. Tognoni, «Patterns of aftercare for psychiatric patients discharged after short inpatient treatment: an Italian collaborative study», *Social Psychiatry and Psychiatric Epidemiology* 27 (1992) pp. 46-52.

1. en la formulación de las políticas de salud mental;
2. en el desarrollo y la financiación de los programas de salud mental;
3. en la organización de los servicios;
4. en la práctica cotidiana de los psiquiatras;
5. en el estatus de los psiquiatras.

En efecto, sería inevitable que la psiquiatría:

1. reconociera el papel de los usuarios en la concepción organizativa de los servicios, no de una manera formal y políticamente correcta, pero sí sustancial;
2. reconociera el papel de la comunidad, no como un «contenedor» de las actividades de los servicios, sino como socio y generador de recursos y acciones integradas en las de los servicios;
3. reconociera la necesidad de buscar de manera activa alianzas y soluciones mucho más allá del sector sanitario, aunque interactuando con el sistema del bienestar en general y las oportunidades de la economía de mercado;
4. superara el modelo de la relación médica exclusivamente individual;
5. superara la organización tradicional de la labor cotidiana de los servicios desplazando el eje de la intervención exclusivamente clínica a la psicosocial.

La psiquiatría se resiste a todo eso. Lo cierto, en este punto, es que el conflicto entre modelos biológicos, psicobiológicos y bio-psico-sociales es un falso conflicto superado de hecho por los conocimientos de la neurobiología (seguramente más innovadora e interactiva que la psiquiatría clínica), de la neuropsicología y de las ciencias sociales.

El verdadero conflicto se encuentra entre el modelo biomédico, basado en el hospital, y el modelo de salud y sanidad pública.

No hay duda de que el paradigma biomédico, aparte de sus mayores o menores concesiones a las aportaciones de la psicología y de los determinantes sociales, invade la práctica diaria de la psiquiatría y a veces también se introduce en el vasto y variado campo de la salud mental, es decir, en el campo de la promoción de la salud mental y de la prevención primaria. La lógica que subyace al paradigma biomédico es:

- lineal (un daño a las estructuras y funciones del sistema nervioso central provoca una enfermedad y el tratamiento consiste en la reparación de ese daño);
- individualista (salud y enfermedad están determinadas por los recursos o las deficiencias de cada individuo y, en consecuencia, las intervenciones se dirigen de forma exclusiva al individuo);
- metacontextual (las interacciones entre individuos y factores ambientales se ignoran sustancialmente).

Se trata de un modelo simple, tranquilizador y directo que se considera evaluado y confirmado por su pertenencia a las ciencias biológicas. Son más que comprensibles las razones que hacen que los psiquiatras actuales estén orgullosos de formar parte de la comunidad científica, porque en el pasado no lo estaban. Sin embargo, esas razones legítimas, que pueden explicar la hegemonía cultural del modelo biomédico, no son buenos argumentos para excluir planteamientos más complejos y globales porque las mismas ciencias biológicas han demostrado la compleja interacción entre genes, cerebro y ambiente.

La forma de superar este eterno y académico conflicto entre modelos distintos y autoexcluyentes sin proponer las consabidas «interacciones» ritualistas (¡bio-psico-social como *shibboleth*!) es hacer frente al conflicto real, que no se halla entre los modelos explicativos de la etiología de la enfermedad mental, sino entre los modelos operativos: el biomédico por un lado y el de salud pública por el otro.

El modelo de salud pública no puede, como quisiera la psiquiatría biomédica, estar confinado solo a las cuestiones de promoción y prevención, sino que debe penetrar todo el espectro de la acción para la salud, es decir, la promoción de la salud mental, la prevención primaria de los trastornos psiquiátricos y el tratamiento y la rehabilitación de los mismos. Se evitaría así la usual «patofobia» de los programas de promoción y prevención (que quieren mantenerse claramente separados de toda contigüidad con la patología) y la «normofobia» de la psiquiatría (que evita la contigüidad con los lugares de la normalidad como, por ejemplo, la comunidad).

Por lo tanto, no son dos caras de la misma moneda, sino un solo proceso complejo que lee la enfermedad mental como un fenómeno poligénico, influenciado por factores no genéticos: «Aunque los genes constituyen instrumentos *bottom-up* [ascendentes] fundamentales para comprender los mecanismos que conducen a la enfermedad mental, no menos fundamentales son los sofisticados instrumentos *top-down* [descendentes] suministrados por las ciencias de la conducta».[19]

La confusión y la ambigüedad que este anticuado y, digámoslo, sumamente tedioso conflicto puede generar no solo son enormes, sino también precursoras de una cascada de equívocos que comprometen la costo-efectividad de las intervenciones psiquiátricas.

Cuatro son los tipos más comunes de ambigüedad. La primera es la que confunde las causas de una enfermedad con su historia natural. Las enfermedades mentales tienen factores causales predominantes muy diversos: la llamada *social causation* no es, ciertamente, un factor causal predominante en la etiología de las psicosis esquizofrénicas, pero, en cambio, desempeña un papel importante en la determinación de la depresión en mujeres y en el abuso de sustancias psicotrópicas en los hombres, como

19 S.E. Hyman, «The millennium of mind, brain, and behavior», *Archives of General Psychiatry* 57 (2000), pp. 88-89.

resulta de los fundamentales estudios de Dohrenwed y colegas.[20] El predominio de un factor causal de una enfermedad específica no significa que de manera automática ese predominio permanezca a lo largo del tiempo de la historia natural de la enfermedad, es decir, en su curso y su resultado. Que una patología sea causada por un factor genético o biológico no implica que su evolución y su resultado dependan principalmente de estos: el síndrome de Down está causado por un error cromosómico, pero el desarrollo afectivo y cognitivo de un niño afectado por esta enfermedad variará de modo significativo dependiendo de si el niño está expuesto a un entorno familiar de apoyo en lugar de estar confinado en una institución. De manera simétrica, constatamos que una enfermedad determinada sobre todo por factores ambientales, como es el caso de los síndromes postraumáticos por estrés, también podrá evolucionar de diferente modo en función de la calidad y coherencia de los tratamientos farmacológicos, es decir, no psicosociales utilizados.

La segunda ambigüedad se refiere a los continuos equívocos en la comprensión de la relación entre cerebro y conducta. El supuesto según el cual «si el cerebro tiene una anomalía, solo sustancias que actúen directamente sobre él (los fármacos) pueden modificar conductas anormales» no solo es simplista, sino que entra en contradicción con los estudios neurobiológicos. La conducta, en el fondo, es el resultado de interacciones complejas entre cerebro y entorno, y la compleja organización del binomio «cerebro/conducta» puede modificarse mediante estímulos muy diversos entre sí (estímulos no solo farmacológicos). Incluso puede suceder lo contrario, es decir, que experiencias no biológicas modifiquen la anatomía y la fisiología del cerebro. Así, las experiencias de abuso infantil modifican de hecho la funcionalidad y la neuroanatomía de la amígdala, del hipocampo, del cuerpo

---

20 B.P. Dohrenwend, I. Levav, P.E. Shrout, S. Schwartz, G. Naveh, B.G. Link, A.E. Skodol y A. Stueve, «Socioeconomic status and psychiatric disorders: the causation-selection issue», *Science* 21/255 (5047), 1992, pp. 946-952.

calloso y de la corteza prefrontal.[21] Muchos estudios han puesto de manifiesto que las experiencias familiares o escolares pueden modificar la organización del binomio «cerebro/conducta» del niño, o que los tratamientos psicoterapéuticos en sujetos adultos pueden inducir cambios anatómicos en el cerebro.[22] Hay interacciones sociales y terapias basadas en la palabra que actúan modificando el cerebro tanto como puedan hacerlo los fármacos. Nancy Andreasen, la histórica editora del *American Journal of Psychiatry*, escribía en *The Lancet*:[23]

> Las enfermedades mentales pueden entenderse a partir de mecanismos cerebrales, pero afectan a personas que viven en contextos personales y sociales y los tratamientos deben ser ofrecidos en esos mismos contextos. Comprender que la esquizofrenia está generada por el cerebro no ayuda a hacerse cargo de una persona delirante o con ideas de suicidio.

La tercera ambigüedad es la que propone una deletérea dicotomía entre los tratamientos farmacológicos contrapuestos y los psicosociales. No solo no hay evidencias que apoyen esta dicotomía, sino que en la práctica se observa que la importancia de uno u otro tratamiento crece o disminuye durante los diferentes estadios de la enfermedad; en un episodio psicótico agudo es probable que la intervención farmacológica asuma un papel predominante que, en cambio, disminuirá muchísimo en las intervenciones de larga duración, en las que el apoyo familiar, la inclusión social u otras intervenciones psicosociales adoptan un papel dominante.

---

21 E. McCrory, S.A. de Brito y E. Viding, «The impact of childhood maltreatment: a review of neurobiological and genetic factors», *Frontiers in Psychiatry* 2 (2011), pp. 48-56.

22 D. Collerton, «Psychotherapy and brain plasticity», *Frontiers in Psychiatry* 4 (2013), p. 548.

23 N. Andreasen, «Changing Boundaries in Psychiatry», *The Lancet* 354 (2000).

III. Desarrollos posibles

El paradigma para hacer frente a las enfermedades mentales graves no puede ser sino complejo y articulado, como observa con agudeza Assen Jablensky:[24]

> tratamos con fenotipos complejos que no se ajustan a los modelos biomédicos convencionales de las enfermedades. Factores epigenéticos expresados en la conducta, experiencias subjetivas y respuestas al ambiente finamente moduladas forman componentes del fenotipo no reducibles al paradigma biomédico.

Por último, el cuarto tipo de ambigüedad resulta del fallido aunque fundamental reconocimiento de la interacción entre los tratamientos ofrecidos a un paciente y los contextos en los que estos son administrados; la riqueza y complejidad de todas las intervenciones propuestas, el estilo de trabajo de los servicios en los que estos se prestan, el grado de adaptación individual a los tratamientos, el grado de coerción o de libertad que acompaña a las intervenciones, el grado de dignidad reconocido al paciente expuesto a los tratamientos y, en general, el contexto organizativo de los servicios son variables decisivas en la determinación de los resultados de los tratamientos. En cambio, demasiado a menudo estos se estudian como partículas discretas y ajenas al ámbito en el que se practican.

La gran heterogeneidad de los resultados que observamos en psiquiatría no solo depende de las diferencias individuales entre los sujetos (genéticas, biológicas, psicológicas), sino también y sobre todo de las de contexto, tanto del microcontexto del paciente (su familia y la comunidad circundante) como de las características de los servicios que se ocupan del paciente. En otras palabras, gran parte de lo que en realidad constituye el núcleo de la intervención para la enfermedad mental no es reductible al mero

---

24 A. Jablensky, «The long and winding road of schizophrenia research», *Epidemiologia e Psichiatria Sociale* 14/4 (2005), pp. 179-183.

tratamiento, tal como podemos describirlo y medirlo, ya sea este un tratamiento farmacológico o uno de naturaleza psicológica.

Por ejemplo, lo que emerge cada vez con más frecuencia de la bibliografía científica que estudia los efectos de las psicoterapias es que son factores no específicos (es decir, las variables individuales de cada paciente, los eventos extraterapéuticos, las variables relacionales individuales, las expectativas, los efectos placebo)[25] los que determinan la evolución del paciente.

Por eso la dimensión social debe ser un componente intrínseco de la intervención en psiquiatría y no solo una concesión hecha por el modelo biomédico a la construcción del modelo etiológico de las enfermedades mentales. No se trata de concesiones marginales realizadas por el modelo biomédico, sino de un cambio radical de los modelos de comprensión e intervención. La dimensión social inherente a las enfermedades mentales requiere de modo imperativo una dimensión social inherente al tratamiento.

En efecto, allí donde las intervenciones para la salud mental y las destinadas a la inclusión social son gestionadas por organismos político-administrativos separados y diferenciados habrá serios riesgos de fracaso; los pacientes, de hecho, son remitidos de un sistema a otro interrumpiendo la continuidad y la coherencia de las intervenciones. En algunos sistemas sanitarios (como, por ejemplo, en el holandés), al sector salud solo se le confía el componente médico de la intervención, y el resultado es el empobrecimiento del servicio psiquiátrico, que queda reducido a puro suministrador de tratamientos biomédicos en el ámbito hospitalario. Además, los servicios separados de «rehabilitación» son erogados por una aislada y mísera bolsa de pura asistencia social. La ausencia de la dimensión social en las intervenciones de la psiquiatría se convierte, como es obvio, en intervenciones de larga duración del todo inadecuadas, esto es, en «entretenimien-

---

25 M. Cooper, *Essential Research Findings in Counselling and Psychotherapy*, Londres, Sage, 2008.

tos» para pacientes con discapacidades severas en lugar de serias intervenciones de inclusión social.

La rehabilitación psicosocial no puede ser un entretenimiento de los pacientes organizado por personal poco cualificado o por especialistas en las más extrañas habilidades. La rehabilitación psicosocial es una reconstrucción de la ciudadanía, es un aumento de las capacidades individuales en un contexto que permite el ejercicio real de las capacidades adquiridas: se trata de aumentar las capacidades y de disminuir al mismo tiempo las respuestas invalidantes del contexto circundante.

Uno de los objetivos fundamentales de un programa para la discapacidad mental debe ser la participación activa de los usuarios en el diseño e implementación de las intervenciones. Por consiguiente, ocuparse de la rehabilitación de la discapacidad implica un claro e inequívoco compromiso para la defensa y la promoción de los derechos de ciudadanía de los usuarios implicados en el programa de rehabilitación. Pero entonces, en la práctica, ¿cómo deberían responder a la discapacidad los servicios de salud mental, con qué estrategias y con qué fines?

Podemos afirmar que el objetivo último de un programa de inclusión social y rehabilitación psicosocial es el desarrollo máximo de las capacidades individuales de los individuos y la reducción al máximo de las barreras culturales, sociales, legislativas y económicas que mantienen a las personas en una condición de escasa o nula capacidad contractual social e invalidación.[26]

De hecho, las necesidades y los derechos de las personas con discapacidades mentales severas han sido negados por el confinamiento institucional, en el que la miseria, la violencia, la pasividad y la invalidación representan la expresión trágica, y en el que la inactividad de los internados es una virtud y el cambio se considera imposible y obligado a serlo. Es en este contexto donde funciona el trabajo forzado y mal pagado o donde las actividades de

---

26 B. Saraceno, «Citizenship and Mental Health», *The Japanese Bulletin of Social Psychiatry* 14 (2006), pp. 67-72.

un inútil entretenimiento pseudoartístico se han ennoblecido como prácticas de rehabilitación. La violencia de las políticas de abandono ha sido y es el reflejo especular de la violencia institucional; dejadas por las instituciones, las personas han quedado abandonadas a la soledad de la calle, a la tragedia de la cárcel o, simplemente, a la desesperación de familias abandonadas solas y sin ningún tipo de apoyo. A algunas personas se las ha transinstitucionalizado o transferido de la institución hospital psiquiátrico a otras instituciones similares en miseria y violencia (aquellas para el retraso mental grave o para ancianos deteriorados o dementes).

Por lo tanto, en todos estos casos (abandono o transinstitucionalización) la respuesta de la psiquiatría ha sido y es una no-respuesta.

Pocas aunque extraordinarias experiencias innovadoras han marcado la peripecia de la respuesta a la discapacidad mental en los últimos cincuenta años, desde la histórica experiencia de Franco Basaglia en Gorizia, luego en Parma y por último en Trieste.

Muchos han sido los proyectos innovadoras en Italia, desarrollados en años anteriores y posteriores a la aprobación de la Ley 180 de 1979 (Arezzo o Perugia, por ejemplo). En muchos países europeos florecieron experiencias antiinstitucionales también innovadoras; por ejemplo: en las comunidades autónomas españolas de Asturias y Andalucía y en algunos municipios españoles; en Birmingham, con la práctica radical de superación del hospital psiquiátrico; en Irlanda; en Lille, en Francia. Menos frecuentes son las experiencias extraeuropeas lideradas por la histórica y fundamental reforma de Brasil. Este amplio movimiento de innovación, de superación de la psiquiatría institucional, de prácticas de inclusión social, de empresa social y desarrollo masivo de redes territoriales y comunitarias de salud mental ha continuado desarrollándose con fuerza en los últimos treinta años, también estimulado y apoyado, aunque con retraso, por la OMS, que, a partir del año 2000, supo reorientar de manera radical sus propias posiciones y recomendaciones al abandonar la promoción del modelo biomédico y apoyando en cambio la promoción de los derechos y el desarrollo de intervenciones de salud mental en la comunidad.

Ya no es tiempo de debatir modelos contrapuestos o de relegar la dimensión de la inclusión social a genéricas acciones asistenciales o a pseudorrehabilitaciones invalidantes. La discapacidad mental grave y de larga duración implica estrategias más amplias e inteligentes que las derivadas del modelo bio-psico-médico. No son los modelos lo que ha de cambiar, sino las personas: los psiquiatras, los psicólogos, los enfermos, los asistentes sociales y los administradores deben variar su paradigma y sus prácticas, yendo de la exclusión a la inclusión de los derechos imputados a los plenos derechos, de los servicios centrados en camas a los centrados en las oportunidades de vida y de plena ciudadanía, de la cultura de la intervención de breve duración a la puesta en práctica de recursos y estrategias de larga duración.

9. Pobreza y salud mental

Han pasado más de diez años desde el comienzo de la gran crisis económica que puso de rodillas a Estados Unidos (que se recuperó con rapidez) y a la Unión Europea (que, en cambio, todavía está en recesión, con la excepción de Alemania). Las primeras medidas neoliberales tomadas para contrarrestar la crisis y el alza del desempleo consistieron esencialmente en reducir el gasto público y aumentar la presión fiscal. Las consecuencias sobre la salud en general y sobre la salud mental comenzaron a ser evidentes hacia 2010, cuando en muchos países del sur de Europa (Portugal, España, Italia y Grecia) se observaron dos fenómenos paralelos: la disminución de las prestaciones sanitarias pagadas por los sistemas de bienestar y la renuncia por parte de los habitantes más empobrecidos a prestaciones sanitarias de pago.

Pero ¿cuál es el impacto de la crisis económica en la salud mental de una población?

Los factores de riesgo psicosociales son muchos y se acumulan durante la vida de un individuo aumentando el riesgo de experimentar problemas de salud mental y de desarrollar trastornos mentales, incluso graves, hasta una muerte prematura.[1] Como es obvio, los factores de riesgo psicosociales correlacionan directamente con las condiciones de desventaja social (bajos niveles de educación, escasos recursos económicos, experiencias

---

1 P. Santana, *Território y Saúde Mental en Tempos de Crise*, Universidade de Coimbra, Coímbra, 2015.

de exclusión social, desempleo) y aumentan en proporción a la vulnerabilidad y la desventaja socioeconómica. El bajo nivel educacional es, por supuesto, uno de los factores de riesgo[2] más significativos:[3] la instrucción y la ocupación son factores que desempeñan un papel importante en la asociación entre pobreza y trastornos psiquiátricos.[4]

Como demostraron claramente Patel y Araya[5] y Patel y Kleinman,[6] los denominados «trastornos mentales comunes» son aproximadamente el doble de frecuentes entre las personas indigentes que entre los ricos; la depresión, por ejemplo, en cualquier población sometida a examen muestra tasas de prevalencia de 1,5 a 2 veces mayores en el grupo cuyos ingresos son inferiores.

El hambre, la indigencia, el hacinamiento habitacional y las deudas constituyen significativos factores de riesgo para los trastornos mentales comunes. El desempleo se asocia a un uso más intensivo de la atención médica y a tasas de mortalidad más elevadas. Esta correlación también es válida en sentido inverso, lo cual significa que la enfermedad mental es un predictor significativo del desempleo.[7]

---

2 O.S. Dalgard *et al.,* «Education, sense of mastery and mental health: results from a nation wide health monitoring study in Norway», *BMC Psychiatry,* 2007.

3 C. Power y O. Manor, «Explaining social class differences in psychological health among young adults: a longitudinal perspective», *Social Psychiatry and Psychiatric Epidemiology* 27/6 (1992), pp. 284-291.

4 R. Araya, G. Lewis, G. Rojas y R. Fritsch, «Education and income: which is more important for mental health?», *Journal of Epidemiology and Community Health* 57 (2003), pp. 501-505.

5 V. Patel, R. Araya, M. de Lima, A. Ludermir y C. Todd, «Women, poverty and common mental disorders in four restructuring societies», *Social Science and Medicine* 49/11, diciembre de 2009, pp. 1461-1471.

6 V. Patel y A. Kleinman, «Poverty and common mental disorders in developing Countries», *Bulletin of the World Health Organization* 81 (2003), pp. 609-615.

7 World Health Organization (WHO), «Risks to Mental Health: an overview of vulnerabilities and risk factors», Background paper by WHO, Secretariat for the development of a comprehensive Mental Health Action Plan, Ginebra, 2012.

Por lo tanto, como demuestra una amplísima bibliografía científica, la pobreza absoluta y relativa,[8] al igual que los problemas financieros, constituyen potentes determinantes sociales involucrados en el desarrollo de problemas de salud mental.[9] Por último, no hay que olvidar que la pobreza influye en el transcurso a largo plazo y en los resultados de los trastornos mentales. Este es un punto central del debate, ya que la asociación entre estatus socioeconómico (SES) y resultados de la enfermedad mental implicaría no poder hacer frente en modo alguno a los trastornos mentales sin considerar directamente el contexto de pobreza, incluida la «pobreza del sistema de asistencia psiquiátrica y de los relativos servicios». Según Saraceno y Barbui,[10] la correlación entre SES y resultados implica que las enfermedades mentales, como la depresión y la esquizofrenia, ya no deben ser tratadas con independencia del contexto ambiental de pobreza y discriminación.

La bibliografía reciente indica que los períodos de rápida e intensa transición económica, con empobrecimiento de algunas categorías de la población y aumento de las desigualdades socioeconómicas, son de por sí factores de riesgo para la salud men-

8 M.L. Bruce, D.T. Takeuchi y P.J. Leaf, «Poverty and psychiatric status - longitudinal evidence from the New Haven Epidemiologic Catchment Area Study», *Archives of General Psychiatry* 48/5 (1991), pp. 470-474.

9 P. Martikainen *et al.*, «Effects of income and wealth on GHQ depression and poor self-rated health in white collar women and men in the Whitehall II study», *Journal of Epidemiology and Community Health* 57/9 (2003), pp. 718-723; R. Jenkins *et al.*, «Debt, income and mental disorder in the general population», *Psychological Medicine* 38/10 (2008), pp. 1485-1493; doi: 10.1017/S0033291707002516; A. Molarius *et al.*, «Mental health symptoms in relation to socio-economic conditions and lifestyle factors - a population-based study in Sweden», *BMC Public Health*, 9 (2009), p. 302; doi: 10.1186/1471- 2458-9-302; P. Skapinakis *et al.*, «Socio-economic position and common mental disorders - longitudinal study in the general population in the UK», *The British Journal of Psychiatry* 189 (2006), pp. 109-117; F.J. Zimmerman y W. Katon, «Socioeconomic status, depression disparities, and financial strain: what lies behind the income-depression relationship?», *Journal of Health Economics* 14/12 (2005), pp. 1197-1215.

10 B. Saraceno y C. Barbui, «Poverty and mental illness», *The Canadian Journal of Psychiatry* 42 (1997), pp. 285-290.

tal.[11] La crisis económica iniciada entre 2007 y 2008 ha aumentado de un modo significativo la tasa de desocupación en los países de la Unión Europea y ha determinado una disminución del poder adquisitivo de las familias: el porcentaje de personas con rentas inferiores a los mínimos de pobreza se incrementó, así como también los fenómenos de exclusión social.[12] Obviamente, son los grupos más vulnerables los que pagan la crisis y sus consecuencias sobre la salud: ancianos, mujeres solas con hijos, inmigrantes, desocupados. Y una de las primeras consecuencias de la crisis reside en el empobrecimiento de las intervenciones dispensadas por el sistema del bienestar.

Estudios sobre los efectos de la Gran Depresión estadounidense de 1929, y otros más recientes sobre los efectos del colapso de la Unión Soviética[13] y luego, hacia 1990, sobre la crisis económica de los países del sudeste asiático,[14] han puesto de manifiesto el establecimiento del círculo vicioso: colapso de las prestaciones sociales para los más vulnerables, aumento de los precios (y también de las prestaciones sanitarias y de los fármacos), empobrecimiento del estado de salud de las poblaciones vulnerables, aumento de la mortalidad precoz, de los suicidios y del consumo de alcohol y abuso de sustancias. La demostración de la estrecha correlación entre los recortes del gasto público y del bienestar, como estrategia anticrisis, y el deterioro de la salud de la pobla-

11 J. Friedman y D. Thomas, «Psychological health before, during, and after an economic crisis: results from Indonesia, 1993-2000», *World Bank Economic Review* 23/1 (2008), pp. 57-76.

12 WHO Regional Office for Europe, «Health policy responses to the financial crisis in Europe», Copenhague, 2012; WHO Regional Office for Europe, Economic crisis, health systems and health in Europe: impact and implications for policy», Copenhague, 2012.

13 D. Stuckler *et al.,* «The public health effect of economic crises and alternative policy responses in Europe: an empirical analysis», *The Lancet,* 374 (9686), pp. 315-323, 2009; doi: 10.1016/S0140-6736(09)61124-7.

14 J. Hong, M. Knapp y A. McGuire, «Income-related inequalities in the prevalence of depression and suicidal behaviour: a 10-year trend following economic crisis», *World Psychiatry* 10/1 (2011), pp. 40-44.

ción más vulnerable nos llega precisamente de la crisis económica de los países del sudeste asiático, en la cual Tailandia e Indonesia, que redujeron la inversión en protección social, tuvieron un aumento de la mortalidad, mientras que Malasia, que a pesar de la crisis supo mantener el sistema de protección social y de bienestar, no observó cambios en los índices de mortalidad.[15]

Análogos estudios recientes realizados en Grecia han mostrado una clara relación entre crisis económica y un significativo incremento de las tasas de depresión mayor.[16]

Para un análisis más detallado de la bibliografía, véase el exhaustivo capítulo, ya citado con anterioridad al comienzo de este, de Silva, Cardoso, Saraceno y Caldas de Almeida, publicado en 2015 por la Universidad de Coímbra.

Ya desde principios de los años setenta del siglo pasado, numerosos estudios epidemiológicos mostraron con inequívoca claridad que la condición socioeconómica mantiene una relación inversamente proporcional con las tasas de prevalencia de los trastornos psiquiátricos más graves, como, por ejemplo, la esquizofrenia o la depresión mayor.[17]

---

15 H. Waters, F. Saadah y M. Pradhan, «The impact of the 1997-1998 East Asian economic crisis on health and health care in Indonesia», *Health Policy and Planning* 18/2 (2003), pp. 172-181; S. Hopkins, «Economic stability and health status: evidence from East Asia before and after the 1990s economic crisis», *Health Policy* 75/3 (2006), pp. 347-357.

16 M. Madianos *et al.*, «Depression and economic hardship across Greece in 2008 and 2009: two cross-sectional surveys nationwide», en *Social Psychiatry and Psychiatric Epidemiology* 4/10 (octubre 2011), pp. 943-952. doi: 10.1007/s00127-010-0265-4.

17 a) B. P. Dohrenwend, B. S. Dohrenwend, «Social and cultural influences on psychopathology», *Annual Review Psychology* 25 (1974), pp. 417-452; b) B.P. Dohrenwend, I. Levav, P.E. Shrout, S. Schwartz, G. Naveh, B.G. Link *et al.*, «Socioeconomic status and psychiatric disorders: the causation-selection Issue», *Science* 255 (1992), pp. 946-952; c) B.P. Dohrenwend, «Socioeconomic status and psychiatric disorders: an update on the social causation - social selection issue», *Epidemiologia e Psichiatria Sociale* 2 (1993), pp. 71-74; d) B.P. Dohrenwend y B.S. Dohrenwend, *Social Status and Psychological Disorders: A Causal Inquiry,* Nueva York, John Wiley and Sons, 1969; e) N. Husain, F. Creed y B. Tomenson, «Depression and social stress in Pakistan», *Psychological Medicine* 30/2 (2000), pp. 395-402.

III. Desarrollos posibles

La revisión crítica de Saraceno, Levav y Kohn ha mostrado a partir de un amplio análisis de la bibliografía epidemiológica que las personas de condición socioeconómica más baja tienen un riesgo relativo de esquizofrenia ocho veces mayor que las personas con una condición socioeconómica más elevada.[18]

Estos datos desmienten la creencia común de que las condiciones de desventaja socioeconómica pueden actuar como determinantes y factores de riesgo solo de los trastornos psiquiátricos más comunes y menos graves, pero que no desempeñan ningún papel en la determinación de condiciones más severas.[19]

El desarrollo de estudios epidemiológicos sobre la relación pobreza-enfermedad mental ha determinado una reflexión en torno a la noción de «pobreza», que no debe entenderse solo como referida a la escasez de disponibilidad financiera, sino en un sentido más amplio e inclusivo de otras «pobrezas», como la educacional, la de exclusión social o de la condición de migrante. Según Patel y Kleinman, factores como la experiencia de inseguridad y de desesperación, los rápidos cambios sociales, los riesgos de violencia física y los problemas de salud explican bien la mayor vulnerabilidad de los pobres a los trastornos psiquiátricos comunes. Sundar ha estudiado los casos de suicidio entre los campesinos indios y este fenómeno (también analizado en otros países como Sri Lanka, Chile y otros Estados de América Central) podría contemplarse como una prueba más de cuál es el peso de la inseguridad económica sobre la salud mental.[20] Como han observado Patel y Kleinman, el impacto psicológico de vivir en condiciones de indigencia suele estar

---

18 B. Saraceno, I. Levav y R. Kohn, «The public mental health significance of research on socio-economic factors in schizophrenia and major depression», *World Psychiatry* 4/3 (2005), pp. 181-185.

19 C.E. Holzer, B.M. Shea y J.W. Swanson, «The increased risk for specific psychiatric disorders among persons of low socioeconomic status», *The American Journal of Social Psychiatry* 4 (1986), pp. 259-271.

20 M. Sundar, «Suicide in farmers in India», *The British Journal of Psychiatry* 175, diciembre de 1999, pp. 585-586.

mediado por el sentimiento de vergüenza, estigma y humillación derivados de la pobreza.[21]

La pobreza, por último, también correlaciona con el decurso y el resultado de los trastornos psiquiátricos y, según Saraceno y Barbui,[22] asimismo los tratamientos que los pobres reciben y los servicios de que pueden disponer están sumamente influenciados por esta: pobreza de los servicios como respuesta a la pobreza de las personas.

La pobreza, las desigualdades y la exclusión son dimensiones intrínsecamente correlacionadas con los trastornos psiquiátricos y esta constatación también debe influir de manera necesaria y obligada en las políticas de salud mental, en los programas y en la organización de los servicios, ya que las intervenciones han de ser bastante más complejas y ambiciosas que las tradicionales prácticas de la psiquiatría bio-psico-médica. La actitud pasiva de la psiquiatría respecto de las extraordinarias potencialidades de intervenciones no médicas, que a veces tienen un impacto decisivo sobre el origen, el transcurso y el resultado de las enfermedades mentales, muestra no solo la relativa pobreza e impotencia de las intervenciones bio-psico-médicas solas, sino además una imperdonable miopía cultural. No es de recibo el argumento usado y manido de la incompetencia disciplinaria: «Si hay intervenciones no psiquiátricas y en general no sanitarias que tienen un impacto sobre las enfermedades mentales, no toca a los psiquiatras y a los sectores sanitarios poner en práctica tales intervenciones». No se trata, en efecto, de confiar a la psiquiatría en exclusiva la realización de intervenciones capaces de reducir la pobreza, bajos niveles educacionales y exclusión social, pero, ciertamente, es su deber activar esas intervenciones, negociar su implementación, completar sus propias intervenciones con acciones que promuevan la inclusión social, la educación y el acceso a la renta y a la vivienda.

---

21 D. Narayan, *Voices of the Poor: Can Anyone Hear Us?*, Nueva York, Oxford University Press, 2000.

22 B. Saraceno y C. Barbui, *Poverty and Mental Illness, op. cit.*, pp. 285-290.

Según la socióloga Chiara Saraceno, hay

un nexo entre la desigualdad económica y otras formas de desigualdad que inciden en las capacidades y oportunidades de vida. La desigualdad económica, por último, tiene un precio también para la democracia misma, en la medida en que la concentración de riqueza y de rentas lleva consigo la concentración de poder político, y por lo tanto de influencia en las decisiones sobre materia fiscal, sobre el presupuesto general, sobre la dirección que debe tomar el desarrollo tecnológico, etc., o bien sobre cuestiones de vital importancia para las condiciones de vida y las oportunidades de las personas.[23]

---

23 M. Ravazzini y B. Saraceno, *Emergenze urbane, op. cit.*, p. 71.

10. Rehabilitar la ciudad

Es más fácil morir joven antes en India (21 años antes) o en Filipinas (17 años antes) que en Glasgow, en Escocia, y esta injusticia, sin dejar de serlo, ya no sorprende a nadie; como se sabe, en los países pobres se vive menos.

Sin embargo, hay igualmente otras injusticias que son más sorprendentes; por ejemplo, es más fácil morirse en un barrio pobre en Glasgow que en un barrio rico también de Glasgow (28 años antes). En otras palabras, en la misma ciudad se puede tener una esperanza de vida de 54 o de 82 años, según se nazca o se viva en un barrio o en otro; o bien, la mortalidad infantil en un mismo país cambia según sea el nivel socioeconómico de la familia. Así, en Kirguistán, de cada 1 000 niños nacidos de familias acomodadas, 50 mueren antes de los cinco y 30 en Perú, pero si se trata de niños pobres, entonces son 110 los que en Perú no cumplirán los cinco años y 90 los de Kirguistán.

Por lo tanto, se muere primero porque se es pobre o también porque se tiene un bajo nivel educacional. En Brasil los niños que tienen una madre que ha recibido una educación escolar de al menos ocho años presentan una mortalidad más baja que aquellos cuya madre nunca fue a la escuela. Los niños nacidos de madres negras tienen una mortalidad más elevada que los nacidos de madres blancas, pero esa mortalidad se reduce si la madre ha tenido escolarización. Por lo tanto, la diferencia no está en el color de la piel, sino en el nivel educacional al que mujeres negras o blancas tienen acceso.

Las diferencias, por lo tanto, no solo se dan entre países po-brísimos, pobres, medio pobres o ricos, sino también en el interior de un mismo país, según hablemos de la salud de los ricos o de la de los pobres: es lo que se denomina *social inequality,* o sea, una diferencia importante en los indicadores de salud, debida a determinantes sociales como la pobreza o la escasa educación.[1]

Si nos centramos en la salud mental, las cosas no varían, es decir, la pobreza absoluta, las desigualdades sociales, la escasa educación o las deudas son poderosos factores de riesgo para la depresión, el uso del alcohol o de sustancias psicotrópicas, el suicidio y otras enfermedades psiquiátricas.

Uno de los mitos de las sociedades ricas industrializadas ha sido siempre la ausencia o irrelevancia de la enfermedad mental en los países pobres:

> tienen otros problemas en los que pensar, tienen problemas de hambre, de enfermedades infecciosas graves y, por lo tanto, no tienen tiempo de tener enfermedades mentales.

Esta afirmación es errónea y ha hecho que se subestimara la presencia importante de enfermedades mentales también en las poblaciones más pobres del planeta.

Baste decir que de las diez principales causas de discapacidad en los países ricos, cuatro tienen que ver con las patologías psiquiátricas: depresión, alcohol, alzhéimer y abuso de sustancias.

Pero si analizamos los países pobres, encontramos que también en ellos, de entre las diez principales causas de discapacidad, cuatro tienen que ver con patologías psiquiátricas: depresión, alcohol, esquizofrenia y trastornos bipolares. La más alta esperanza de vida en los países ricos explica por qué la enfermedad de Alzheimer es una de las principales causas de discapacidad, mientras que no se encuentra entre las diez primeras causas en los países

1 World Health Organization (WHO), «Investing in health for economic development. Report of the Commission on Macroeconomics and Health», Ginebra, 2008.

pobres. El coste de las drogas psicotrópicas explica asimismo por qué su uso es menos significativo en los países pobres.

Por consiguiente, podemos decir que las desigualdades sociales *(social inequalities)* son responsables de muchas enfermedades y de la elevada y precoz mortalidad de los más vulnerables, pero también podemos decir que muchas enfermedades mentales son el resultado de factores de riesgo de naturaleza socioeconómica.

Una amplia bibliografía epidemiológica muestra que los niveles educacionales bajos favorecen trastornos psiquiátricos en la adolescencia y en la edad adulta; la pobreza relativa (es decir, la que se experimenta en sociedades que se caracterizan por fuertes desigualdades sociales) representa un factor de riesgo para la depresión, los trastornos de ansiedad y el consumo de alcohol y de sustancias psicotrópicas y, en algunos países, para el suicidio.

Los trastornos del desarrollo y del aprendizaje también se hallan muy influenciados por condiciones socioeconómicas particularmente desventajosas.

Las evidencias epidemiológicas incluso son redundantes y no hay duda alguna sobre las conexiones entre trastornos psiquiátricos y sufrimiento social. No obstante, podemos preguntarnos por qué, a pesar del coste relativamente modesto de las intervenciones psiquiátricas (en comparación con las más sofisticadas y caras necesarias para muchas otras enfermedades), aún más del 50 % de los trastornos psiquiátricos no tiene tratamiento en los países industrializados y desarrollados, y más del 70 % en los países pobres. Pensemos que, a un nivel global, el 80 % de los trastornos psiquiátricos de niños y adolescentes no recibe ningún tratamiento, y que el 50 % de las depresiones graves tampoco se trata. Este impresionante *gap* no solo se produce en los países pobres, como cabría esperar, sino también en los ricos.

Debemos preguntarnos por qué hay tanto desinterés por tratar los trastornos psiquiátricos, que permanecen o no reconocidos o banalizados, o tratados de un modo inadecuado o también, cuando se trata de trastornos más graves, la solución a la que se concurre en la mayoría de los países es la hospitalización en estructuras antiterapéuticas en su mayoría, si no en muchos (demasiados) casos clamorosamente inhumanas.

La cuestión de los derechos humanos de las personas con discapacidades mentales es fundamental para comprender muchos de los datos aquí expuestos. Los tratamientos psiquiátricos siguen siendo inaccesibles en la mayoría de los países, y cuando son accesibles suelen ser más nocivos y deshumanizadores que la ausencia de los mismos. O sea que debemos preguntarnos si es mejor seguir sin ser tratados o si ser tratados significa ser maltratados. Todavía mantenemos a muchas personas desnudas, atadas, aisladas, humilladas en demasiados hospitales psiquiátricos del sur y del norte del planeta. Los tratamientos con electrochoque (sin anestesia y sin consentimiento del paciente) son habituales en muchísimos hospitales psiquiátricos del sur y del norte del planeta.

La psiquiatría de los países ricos es a menudo tan «cerrada» y represiva como la de los países pobres: las mejores condiciones estructurales y logísticas de los hospitales del norte (del mundo) no los hace menos desesperantes e inhumanos que los del sur (del mundo).

La conclusión de estas breves reflexiones no puede ser sino lapidaria: las desigualdades sociales son un factor de riesgo para todas las enfermedades y hay evidencias convincentes de que las enfermedades mentales correlacionan en particular con la pobreza relativa, la baja escolaridad y las condiciones socioeconómicas desfavorables. La violación de derechos de las personas con trastornos psiquiátricos es grave, generalizada y no parece constituir una variable independiente del nivel de desarrollo y de riqueza de los países, como si la reducción de los derechos humanos y de la ciudadanía fuera intrínseca a la cultura psiquiátrica más que a condicionamientos externos a ella.

Estos fenómenos son más graves en los grandes contextos urbanos, que se han revelado como verdaderos «aceleradores» de numerosas y dramáticas contradicciones (trabajo y pobreza; agrupación y violencia; mezcla social y guetización, etc.). En el momento en que nuestra mirada se amplía hacia esas grandes instituciones borrosas que son las grandes ciudades vemos que si, por un lado, el trastorno psiquiátrico se «diluye» como uno de muchos fenómenos de vulnerabilidad, exclusión y ausencia de derechos, por otro, podemos constatar que las formas y los modos de la exclusión social son en realidad semejantes entre sí y obedecen a la misma lógica.

Es interesante observar que los procesos de desinstitucionalización y liberación que han caracterizado a los movimientos de lucha antiinstitucional inspirados por Franco Basaglia pueden representar un paradigma básico de referencia para todos los procesos que intenten derribar los muros de la exclusión social. Si el trastorno psiquiátrico, en la ciudad, se convierte en un sufrimiento urbano entre otros muchos, las estrategias humanas, políticas y morales que han guiado la desinstitucionalización de los enfermos y de la enfermedad mental constituye un paradigma indispensable y transversal en todos los procesos de liberación de la exclusión.

Las grandes aglomeraciones urbanas están expuestas en particular a la presión de grupos que se proponen espontáneamente como marginales a las reglas y a las identidades hegemónicas o que están marginados por esas mismas reglas e identidades. La ciudad siente cada vez más el desafío de los comportamientos de los jóvenes marginales, de los comportamientos de las personas con problemas psiquiátricos y de los comportamientos reales y/o percibidos de las comunidades de inmigrantes. Aunque a primera vista estos tres grupos parecen distantes por naturaleza e identidad, tienen en común procesos de estigmatización, marginación y negación de los derechos ejercidos por la comunidad urbana hegemónica. Los jóvenes marginales desarrollan comportamientos que desafían el sentido común del orden (casas ocupadas, centros sociales, alboroto), el sentido común del pudor (comportamientos hetero y homosexuales públicos y provocadores) o el sentido común de la seguridad (centros sociales que promueven comportamientos de violencia política, reuniones de consumo excesivo de alcohol *[binge drinking]*, que degeneran con facilidad en situaciones de violencia de grupo). En realidad, los comportamientos descritos solo son reales en parte y en parte (a menudo en «buena parte») son simplemente fantaseados por la comunidad urbana hegemónica, que los enfatiza, exagera o estigmatiza según una dinámica realidad-fantasma que crea alarma social solo justificada en una mínima parte y en gran parte «legendaria». De modo parecido, aunque numéricamente menos significativo, las personas con problemas psiquiátricos y los drogodependientes desafían la razón común, el buen sentido, la convivencia razonable, creando alarmas por las violencias las más de las veces supuestas, temidas y muy raramente realizadas. Los «drogadictos» y los «locos» asaltan, roban, abusan y amenazan según un antiguo guion que quiere que la enfermedad mental y la peligrosidad permanezcan estrictamente conectadas y recíprocamente determinantes. Aunque la bibliografía científica internacional no suministra pruebas epidemiológicas que corroboren la idea de que la persona con problemas psiquiátricos es más proclive a comportamientos violentos que la población «normal», las feroces resistencias de vecindarios, calles y barrios para aceptar la ubicación de comunidades de pacientes psiquiátricos son bien conocidas y difíciles de derrotar. Como bien sabida es la identificación de droga y violencia, que de un modo bastante confuso y muy peligroso asimila la violencia criminal real propia del mundo del tráfico de drogas a la violencia (presunta) del toxicómano individual. Así, los inmigrantes que llegan con sus propios idiomas, sus razas diferentes (por desgracia, muchos todavía piensan que las razas existen porque ignoran que ¡ya hace años que la genética ha demostrado que no es así!) y sobre todo con sus diferentes religiones. Todas estas diversidades (acompañadas por la pobreza de la mayoría de los inmigrantes extracomunitarios) desafían las sólidas identidades lingüísticas, «raciales» y religiosas de los blancos y de los cristianos, que constituyen la identidad hegemónica de nuestras ciudades (italianas y europeas). Se trata de un desafío intolerable para muchos, que promueve y nutre los mitos xenófobos y racistas más comunes y violentos: rumanos ladrones, serbios violentos, latinoamericanos asaltantes y traficantes, chinos timadores, africanos sexualmente irreprimibles, etc. El florilegio de violencias verbales (y a menudo físicas) dirigido a los inmigrantes es fácilmente abarcable con solo leer los periódicos, escuchar la radio, ver la televisión y oír las declaraciones de muchos políticos.

No obstante, estos tres desafíos, aun siendo muy diferentes, comparten el sufrimiento de hombres y mujeres unidos por la estigmatización, la marginación, la exclusión, la violencia, la sistemática violación de sus derechos. A través de sus representantes públicos, sus servicios a las personas o sus instituciones, la ciudad puede entrar en una connivencia dramáticamente cómplice e irresponsable con los aspectos más regresivos de estos miedos y estos procesos expulsivos, y hasta en algunos casos puede promover esos comportamientos de rechazo para asegurarse un rédito fácil de consenso electoral.[2]

O bien (lo que, por desgracia, es bastante más raro), la ciudad puede practicar el buen gobierno y, a través de sus instituciones y junto con sus técnicos, con la sociedad civil, las asociaciones civiles y tantos otros protagonistas de la comunidad urbana, intentar obtener respuestas, inventar soluciones técnicas, dar voz a los marginados, promover derechos, o sea, puede edificar procesos de democracia política, administrativa, institucional y técnica: proyectos de legitimación. La cuestión de la legitimación debe entenderse fundamentalmente como la aceptación plena del «sentido» de la experiencia del otro, de «cualquier» otro. El paradigma de la crítica y de la superación del manicomio, una vez más, viene en nuestra ayuda: el reconocimiento del sentido de la alteridad es anterior a cualquier hipótesis de intervención en el manicomio, porque frente al desierto humano, moral y material de la institución total no

2 M. Ravazzini y B. Saraceno, *Souq 2010. Governare confusioni urbane, op. cit.*

queda otro remedio que la ruptura y la superación de esa desertización del sentido (de los sentidos), simplemente porque en el desierto no puede crecer nada. Así, análogamente, toda intervención sobre la exclusión y sobre el sufrimiento urbano no puede ser más, y sobre todo, que un reconocimiento del sentido de la alteridad y, al mismo tiempo, una ruptura de los modos y las formas de la reproducción de los mecanismos de discriminación y exclusión.

La psiquiatría, polo opuesto de la psicosis, es fundamentalmente una aceptación de cualquier forma determinada de *logos*: para la psiquiatría nombrar precede al ser, interpretar precede al compartir. La psiquiatría «teme» esa economía de la *dépense* a la que se refiere Bataille, es decir, teme que se pueda interrumpir la reproducción de su «discurso» sobre la enfermedad y de su «obra» sobre el enfermo. El *corpus* de la psiquiatría es discurso y obra, en oposición al cuerpo de la psicosis, que es corporeidad y ausencia de obra. Pero también el hombre y la mujer, que son portadores de cualquier forma de exclusión, de vulnerabilidad social, de discriminación, en una palabra, todos aquellos que son expresión del sufrimiento urbano son corporeidades privadas del derecho al reconocimiento de «sentido», excluidas de la producción de «sentido» y por lo tanto privadas del derecho de llevar a cabo «obras» en la ciudad.

Así escribe Binswanger al intuir que el problema de la psiquiatría es aquello que huye de ella:

En todas las psicologías que reducen el hombre a un objeto, sobre todo en las de nuestros naturalistas, como Freud, Bleuler, Monakow, Pavlov, etc., encontramos una ruptura, es decir, una hendidura, en la que se hace evidente que no es todo el hombre, es decir, el hombre como totalidad, el que llega a la elaboración científica. Por todas partes nos encontramos con «algo» que arruina y hace saltar los límites de esa psicología; y este «algo», que un psicólogo naturalista no se digna contemplar, para el antropólogo es, en cambio, el factor decisivo.[3]

El hombre que revela la hendidura de la que habla Binswanger es el hombre descartado, el marginado. Ahí se acredita la ausencia de obra, ahí no llega el discurso de la psiquiatría, ahí se atestigua también el dolor y ahí está la labor de la rehabilitación.

Hay personas, pero también grupos, tribus y pueblos enteros que hablan a través de las hendiduras; más aún, que callan a través de ellas, en las que se hacen visibles sus cuerpos. Los psicóticos, pero también los agonizantes y los pobres. Ellos son los portadores de una ausencia de obra. Pero ¿qué se porta si se porta una ausencia? Por las calles de India vemos largas filas de gente que, en ambos sentidos del camino, porta pesos, sacos, bultos, cestas, paquetes, y uno se pregunta adónde van, de dónde vienen, adónde llegan; rebosan lentitud y producciones imposibles (una piedra cada vez sobre la cabeza, de aquí para allá por un camino de cientos de kilómetros); lo más probable es que no haya un final ni un producto. Estos son los portadores de una ausencia de obra.

Hay personas, grupos, tribus y pueblos enteros que son portadores de ausencia de obra y esta es su obra, ignorada por la historia, innominada por los historiadores («bienaventurada» para el Evangelio). Por lo tanto, los pobres de espíritu, los lunáticos, los locos, los dementes, los psicóticos son (como los moribundos y los pobres) portadores de la profecía del «naufragio»: «puedo naufragar si soy yo mismo [...] solo cuando se sube al último hombre se encuentra el naufragio»,[4] escribe Jaspers. Por la hendidura, alejados del centro, aparecen los profetas del naufragio; en el centro están los portadores de la obra y los productores del discurso. Palabra / obra / centro y cuerpo / ausencia de obra / periferia… que hay una centralidad de la periferia lo dice el mismo Freud al afirmar el poder heurístico

---

3 L. Binswanger, *Per una antropologia fenomenologica,* Milán, Feltrinelli, 1970.

4 K. Jaspers, *La filosofia dell'esistenza*, Milán, Bompiani, 1940 [trad. cast.: *Filosofía de la existencia*, Barcelona, Planeta Agostini, 1993].

de los productos de la «periferia» a la hora de pensar, sentir y obrar; si el *lapsus* representa el discreto signo de que las cosas está ahí (también) y no (solo) aquí, la psicosis, como la muerte y la pobreza, es también un *lapsus* (aunque indiscreto), una señal continua de que las cosas están allí y no aquí. La muerte, la pobreza y la psicosis son *lapsus* que obligan al discurso céntrico a la excentricidad.

Esta es la razón por la que la experiencia de la transformación cotidiana de la vida del internado en el manicomio constituye la base de cualquier posibilidad suya desde la centralidad ordenante de la psiquiatría, dentro y fuera del manicomio. Y de esto se trata todavía cuando la intervención no se dirige al internado, sino al excluido; el campo de acción entonces ya no es el del manicomio, sino el de cualquier otra institución, ya sea esta compacta y visible o borrosa e invisible.

La teoría y la práctica de la desinstitucionalización afirman que el «negocio precede al ocio», es decir, que solo a partir del derecho activo al ejercicio del negocio (del intercambio de oportunidades materiales) los sujetos se sitúan en condiciones de ejercer el derecho a la relación. Por lo tanto, podemos definir la creación y la multiplicación de las oportunidades para los intercambios materiales y afectivos como el entramado de una «red de negociación». Pues bien, las redes de negociación, en la medida en que son articuladas y flexibles, aumentan la participación y la capacidad contractual real de los sujetos débiles de una sociedad. Puede decirse, por lo tanto, que en una comunidad el mercado (es decir, el lugar físico y social del intercambio de bienes) precede y determina la posibilidad de las relaciones entre sus miembros.

Por lo tanto, la cuestión es: ¿cómo un sujeto «débil» puede entrar en la dinámica de la negociación? Las posibilidades son dos: o se hace «fuerte» y participa en el mercado de los «fuertes», o sigue siendo «débil»; el mercado de los «fuertes» se ha articulado de tal manera que ha dejado de ser un mercado de los «fuertes» para ser simplemente el mercado de los intercambios.

Uno de los mitos, o más a menudo mistificaciones, de la cultura rehabilitadora psiquiátrica, pero también y de manera más general, de la cultura asistencial dirigida a los «débiles» y a los «excluidos», es la referencia a la «autonomía» como objetivo primario. El mito de la autonomía es el mayor responsable de la hiperselección de los pacientes y, en general, de los sujetos débiles en los programas de inclusión social; por ello es responsable del abandono complementario de los «no seleccionados».

La cuestión de fondo tiene que ver con el modelo social que se persigue (el modelo de «mercado»): el de la autonomía es el modelo darwiniano, en el que se busca la capacidad del individuo de participar de manera victoriosa (autonomía) en la batalla por la supervivencia; la inclusión social sería la mejora de los equipamientos dañados para que el sujeto pueda estar a la altura de los demás.

Por el contrario, el modelo de las redes de negociación múltiple sitúa en el centro no la no autonomía, sino la participación, de modo que el objetivo no consiste en conseguir que los débiles dejen de serlo para poder compartir el escenario con los fuertes, sino en cambiar las reglas del escenario, para que a él accedan los débiles y los fuertes en un permanente intercambio de competencias, intereses y derechos.

Ahora interesa intentar definir con mayor precisión los ejes sobre los que se construye la capacidad contractual y, por lo tanto, la inclusión social de los sujetos débiles y excluidos.

Habitar

La inclusión social tiene mucho que ver tanto con la idea de casa como con la de habitar; a menudo ambas se superponen y se confunden entre sí. Igual que los pacientes psiquiátricos «están» en los hospitales psiquiátricos, en las residencias protegidas, en las instituciones religiosas y no concertadas con las regiones, en las casas de sus familiares, en las calles, en los dormitorios, también los «otros» sujetos débiles son débiles a causa de su «habitar» en cuanto no disfrutan del derecho pleno e innegable a una casa.

Uno de los elementos fundamentales de la calidad de vida de un individuo y de su capacidad contractual está representado por la medida en que «estar» en algún lugar se convierte en «habitar» ese lugar. Hay una gran diferencia entre estar y habitar. «Estar» tiene que ver con una escasa o nula propiedad (no solo material) del espacio por parte de un individuo, con una anomia y anonimia del espacio respecto de aquel individuo que, sobre dicho espacio, no tiene poder decisorio material ni simbólico. «Habitar» tiene que ver con un grado cada vez más evolucionado de «propiedad» (no solo material) del espacio que se habita, un grado de contractualidad elevado respecto de la organización material y simbólica de los espacios y de los objetos, de su compartición afectiva con otros.

El manicomio (como la cárcel) constituye el lugar por excelencia en el que se niega el habitar y se afirma el estar.

Todo esto explica por qué la historia de la psiquiatría se caracteriza por la idea continua y obsesiva de la residencia de los enfermos: el manicomio como residencia forzada, controlada, expropiadora, pero residencia; salir del manicomio como itinerario por diferentes grados de protección de la residencialidad hasta la residencia autónoma, o bien regresar a la propia casa de origen. «¿Adónde vamos? Siempre a casa», escribió el romántico alemán Novalis, y en verdad la casa ha sido y es el eje central de la historia de la reconstrucción de los derechos de ciudadanía.

A algunos también les gustaría formalizar la arquitectura y el mobiliario para los habitantes «especiales» (locos, pobres, inmigrantes, etc.), señalando la existencia de una arquitectura racional, «especial». A la psiquiatría y a todas las tecnologías e ideologías del control social les cuesta renunciar a la idea de un proyecto total y controlado (ayer el manicomio, hoy el sistema de las infinitas estructuras no residenciales, semirresidenciales, residenciales, etc.); les cuesta pensar en tener que facilitar «solo» la creación de lugares para vivir, pero sin sentirse autorizadas a programarlos; y no solo le cuesta a la psiquiatría, sino también a tanta arquitectura racionalista, regularmente invalidada con el tiempo por la vida real de sus habitantes: «¿Cuántos diseñadores de lugares como Brasilia se detendrían allí más tiempo del necesario? Y ¿cuántos diseñadores de estos lugares preferirían pasar sus vacaciones en Miconos?», escribía el arquitecto John Turner.[5] La pseudorracionalidad de la institución total compacta y visible o borrosa debe ser desmantelada, y esta es una labor de subjetivación de los espacios, de readquisición del derecho al uso de estos, de saneamiento de los mismos, de su desimbolización y su resimbolización.

Solo con esta lógica adquiere sentido la noción de «casa»: la casa es un derecho y, a partir de este derecho, se construyen políticas que generan casas. Hay que destacar que los recorridos individuales por los que se adquiere la experiencia de la adquisición de la casa son fundamentales para la rehabilitación: el derecho no es solo la casa, sino también su adquisición como un proceso de formación de la ciudadanía. Podríamos decir que la necesidad para la que resulta necesario trabajar es la de «habitar» y no solo la de «tener» una casa.

> Deberíamos ayudar y colaborar en la constitución de un lugar hecho de actitudes, acciones e incluso negociaciones, que pueden dar vida a un espacio que se modela progresivamente sobre la base de la capacidad de superar los problemas cada vez que se presentan, a menudo interpelando a nuevos interlocutores. Se empieza así a enuclear un espacio capaz de extenderse y enriquecerse a través del número de personas que entran en juego y participan conscientemente de este camino de construcción de un espacio vivido. En este juego los ganadores son todos, mientras que en los espacios que ya conocemos son derrotados inconscientemente incluso los vencedores.[6]

5 J. Turner, «The Fits and Misfits of People's Housing», *Royal Institute of Architects' Journal*, Londres, 1974.

6 M. Ferrara *et al., Abitare la follia: percorsi riabilitativi in psichiatria: atti del Convegno nazionale e delle Conferenze*, Florencia, Editore Regione Toscana, 1994.

Así define el gran maestro de arquitectura Giovanni Michelucci el sentido ético y político de una búsqueda capaz de transformar e inventar el espacio con el fin de favorecer el paso de los controlados por la ratio burguesa a los lugares en los que se experimentan la libertad y sus riesgos.

Intercambiar las identidades

Intercambiar dos palabras con alguien en el bar más que en el mercado es un suceso frecuente, mucho más de lo que una bibliografía sociológico-periodística quisiera hacernos creer a propósito de la anomia de la metrópoli o, peor aún, de la soledad de la «Modernidad».

El hecho de que ya no queden plazas medievales en las que intercambiar las respectivas identidades de campesinos llegados del campo para vender productos de la tierra no significa que no haya lugares de intercambio de las identidades. Lo que no sabemos es dónde están esos lugares en la ciudad, como no sabemos nada, o muy poco, de las organizaciones sociales que regulan esos intercambios. Lo cierto es que la gente busca el zoco árabe o el mercado nórdico de quesos para intercambiar y conocerse; si no los encuentra, se los inventa.

La participación en este intercambio o en la creación de lugares donde el intercambio sea posible es lo que llamamos «red social». La discapacidad también es el empobrecimiento cuantitativo y cualitativo de la red social y su pérdida, lo cual se produce desde la primera red social disponible, que es el núcleo familiar, más o menos ampliado.

Creo que es un error mantener demasiado diferenciadas estas dos áreas, la red social ampliada y la familiar, por cuanto, a menudo, el margen que las separa es sutil, y, sobre todo, porque el sufrimiento de la red familiar influye en la riqueza y la pobreza de la red ampliada, y viceversa.

Producir e intercambiar bienes y valores

La pregunta es doble: ¿hasta qué punto el trabajo representa un medio de sustento y hasta qué punto es un medio de autorrealización? Y eso, obviamente, relacionándolo con el sentido y el valor que una sociedad atribuye al trabajo y con las condiciones objetivas de oferta del mercado de trabajo.

Se trata, como dice Rotelli, de «reconstruir la precisión de la necesidad», desmontando el binomio «trabajo/salario», a menudo más fuente de dispendio que de productividad; en otras palabras, se tata de desinstitucionalizar el trabajo. Para el desarrollo de todo esto existe una condición previa: trabajo y ganancia constituyen puntos de partida y no de llegada de los procesos de inclusión social.

> Es este proceso lo que otorga ciudadanía a los que trabajan.
> Es en el trabajo, como base concreta de comunicación, donde se establecen prácticas de negociación e intercambio.
> Es en su interior donde se explicita el proceso de formación de las reglas.
> Es en su interior donde se diluye el sufrimiento y se practica el riesgo de la libertad.[7]

Sin embargo, la cuestión de la relación con el mercado del trabajo sigue sin resolverse.

Se trata de evaluar el perfil riesgos/beneficios de experiencias de trabajo no protegido en mercados protegidos *frente a* experiencias de trabajo protegido en mercados no protegidos.

A partir de la experiencia de las cooperativas se construyen la noción y la práctica de «empresa social».

Se trata de un concepto que se ha difundido con rapidez en mucha de la bibliografía sobre la rehabilitación psiquiátrica y

---

7 H. Simon, *Il lavoro rende liberi? Dall'ergoterapia all'istituzione inventata*, Roma, Sapere, 2000.

en mucha bibliografía sobre cooperativismo, casi siempre con acepciones que no tienen nada que ver con el significado original de la noción que alude a la producción de empresas que «crean valor social añadido».[8]

Creo que es necesario reiterar, aunque otros lo hayan hecho con más competencia y legitimidad (precisamente De Leonardis, Mauri y Rotelli en su ensayo de 1994 *L'impresa sociale*), que la noción de «empresa social» (y sus prácticas) no define un modelo de rehabilitación centrado en las cooperativas de trabajo; el capítulo inicial del ensayo de De Leonardis *et al.,* se titula precisamente «La empresa social no es...», y los párrafos internos aclaran que la empresa social no es una empresa con algo social, no es asistencia con algo de trabajo, y mucho menos es lo social como empresa. La empresa social tiene un carácter empresarial económico, pero también de un espíritu emprendedor social. Promueve nuevas redes y nuevas relaciones entre sujetos sociales.

Derechos y desinstitucionalización de los servicios del *welfare*

La cuestión de los derechos sigue siendo el eje central del discurso sobre la inclusión social (y la desinstitucionalización); el problema, aparte de la restitución de los derechos negados, reside en la fundación de los derechos nunca habidos. Después de la afirmación de la libertad «del» (del manicomio, del campo de refugiados, del hospital psiquiátrico judicial, del dormitorio) hay que construir la libertad «de» (de habitar, trabajar, aprender, intercambiar, expresarse). Se trata de dar fundamento concreto a los derechos de ciudadanía.

El sistema de los servicios de asistencia y de cura, entre ellos los psiquiátricos, se caracteriza por un alto grado de inercia, de

8 O. de Leonardis, D. Mauri y F. Rotelli, *L'impresa sociale,* Milán, Anabasi, 1994 [trad. cast.: *La empresa social*, Buenos Aires, Nueva Visión, 1995].

opacidad institucional, de burocratización y estandarización de los procedimientos, de ineficiencia y desperdicio de los recursos. Ese alto grado de «dispersión» energética no es tanto el producto del despilfarro o de los costes elevados, como el producto de una lógica de la escasez y la parsimonia de recursos.[9] La miseria y la frugalidad de los servicios generan su miseria. Más precisamente, la transposición a la esfera de «servicios las personas», de lógicas y criterios pertenecientes a la racionalidad económica (que postula la escasez de recursos como diseño racional) determina efectos contraproducentes sobre la calidad y la eficiencia de los servicios.

La miseria del manicomio no es más que la forma densa y clamorosa de la de los servicios del *welfare,* que, como en el manicomio, reproducen cronicidad, dependencia, barreras, exclusiones, invalidaciones, es decir, esa infantilización de quien es considerado y tratado únicamente como destinatario pasivo de intervenciones y apoyos, como «coste». Los usuarios de los servicios son infantilizados porque estos son parte de ese «proceso de mutua "inmadurización" que constituye el gran goce secreto de la humanidad», descrito de manera brillante en *Ferdydurke* por Witold Gombrowicz.[10]

Una fractura cada vez más obvia e insalvable crece entre el mundo de la invalidación y el mundo de la validación, entre el de la asistencia y el de la producción, entre el de la dependencia y la miseria institucional y el de la empresa, de la autonomía, de la eficiencia; una fractura entre Estado y mercado, en la que las particiones en clases sociales se manifiestan cada vez más frágiles y literarias, y en la que las separaciones entre fuertes y débiles, válidos e inválidos, son cada vez más dramáticas y transversales en todas las clases.

La hipótesis es inventar (es decir, encontrar) el límite entre producción y reproducción (lógica del mercado y lógica de los

9 O. de Leonardis, *Il terzo escluso,* Milán, Feltrinelli, 1990.

10 W. Gombrowicz, *Ferdydurke,* Milán, Feltrinelli, 1991 [trad. cast.: *Ferdydurke,* Barcelona, Seix Barral, 2003].

servicios), sinergias e intereses, protagonistas y lenguajes que permitan que el proceso de consumo de los recursos y de su producción sea circular y no independiente. La empresa social, por lo tanto, se propone transformar en empresa productiva la asistencia pobre e ineficaz a través de la multiplicación de los intercambios sociales, la reconversión y la valorización de los recursos desperdiciados en los servicios, en ellos abandonados y congelados, mediante en fin del reconocimiento y la activación de los recursos ocultos, dentro y fuera de los servicios.

En la teoría de la empresa social se halla el desarrollo de gérmenes del pensamiento económico de Giorgio Ceriani Sebregondi[11] (véanse los escritos *Considerazioni sulla teoria delle aree depresse* [«Consideraciones sobre la teoría de las áreas deprimidas»], de 1950, y *Sviluppo della società e nuove forme di organizzazione democratica* [«Desarrollo de la sociedad y nuevas formas de organización democrática»], de 1955) y del filosófico de Felice Balbo[12] (véase el ensayo de 1960 *Ricerca sulle condizioni metafisiche ed etiche dello sviluppo* [«Investigación sobre las condiciones metafísicas y éticas del desarrollo»]), dos figuras de la cultura italiana de posguerra, ambas desaparecidas a temprana edad.

La voluntad de productivizar la asistencia dinamizándola a través de la introducción de culturas y prácticas empresariales continúa, por lo tanto, firmemente anclada en el objetivo de revitalizar (rehabitar), de aumentar la capacidad y la disposición contractual, es decir, de producir valor social añadido.

Por consiguiente, es importante «conceder crédito» a las personas, para que su autonomía y sus capacidades puedan encontrar una oportunidad de expresión, de crecimiento y de empoderamiento, con el convencimiento de que el verdadero objetivo es conseguir que puedan convertirse en «empresarios» de sí mismos.

11 C.F. Casula (ed.), *Credere nello sviluppo sociale: la lezione intellettuale di G. Ceriani Sebregondi,* Roma, Edizioni Lavoro, 1990.

12 F. Balbo, *Ricerca sulle condizioni metafisiche ed etiche dello sviluppo umano,* Roma, Marves, 1960.

Para ser protagonistas de las propias decisiones es esencial poder moverse en escenarios de vida real, donde se trabaja y se gana, se intercambia y se consume. De este modo, «las plazas del mercado», creadas por la proliferación de las múltiples actividades de la empresa social, generan la multiplicación de intercambios, la producción de contextos y de redes en las que las personas se encuentran y se reconocen.

> Las cooperativas son solo un banco de trabajo, una de los instrumentos de la empresa social. Y esta en el fondo no es más que la empresa que da existencia a lo comunitario, le da nervio y materia. La materia prima la aportan los individuos, sus conocimientos y sus estrategias. Lo importante es que exista un comercio entre ellos y nuestra tarea es vivificar el escenario, montar las «plazas del mercado». Si no lo hacemos, no nos queda sino gestionar un residuo inerte: la enfermedad, la discapacidad.[13]

El sufrimiento urbano[14] se «cura» no solo mediante la rehabilitación de los individuos, sino también y sobre todo mediante la rehabilitación de la ciudad, de sus servicios y de sus reglas.

13 F. Rotelli, «Per un'impresa sociale. Relazione Introduttiva al Convegno "L'impresa sociale"», Parma, 1991.

14 B. Saraceno, *Città sofferenza diritti*, Milán, Centro Studi Sofferenza Urbana, 2014.

El margen que se hace centro.
Marco Cavallo se va al mundo.

Epílogo de Aldo Bonomi

1. Estimado Benedetto, escribo de forma confidencial, amparado en esa amistad que *a priori*, como me enseñó Eugenio Borgna, nos retiene en el encuentro de los caminos de vida y, por qué no, de profesión, que se reconocen incluso en la diversidad de los puntos de observación y de las experiencias. Amistad *a priori* y afinidades electivas reforzadas por la lectura de tus diez consideraciones sobre la pobreza de la psiquiatría. Mantendré este estilo de carta a un amigo y la valdrá como epílogo mío ajustado a tu pasional, radical y científico libro en el que has recopilado bibliografía, tesis puntuales e interrogantes de un saber y una disciplina que has vivido, practicado, e incluso dirigido, con un rol de alta responsabilidad dentro de la Organización Mundial de la Salud. De aquí la riqueza de las densas aportaciones de la dialéctica entre hacer, actuar y decidir políticas públicas.

2. Sin perder nunca la pasión y la radicalidad de Marco Cavallo,[1] icono de los locos del manicomio de Trieste, que de-

---

1 «Marco Cavallo» alude a una escultura construida en 1973, un caballo azul de madera y papel maché realizada por el escultor Vittorio Basaglia, primo de Franco Basaglia, con la colaboración de los pacientes del hospital psiquiátrico de Trieste (Italia), en conmemoración de los hechos sucedidos en el año anterior. En 1972, los internos habían redactado una carta al presidente de la provincia en la que, identificándose de manera simbólica con la figura del caballo del carro de la lavandería, que gozaba de acceso al exterior, exponían y reclamaban derechos fundamentales. La identificación proviene del intento de mostrar la escultura en el exterior en 1972; los cuatro metros de envergadura del caballo impedían la operación de sacarla del recinto. El problema se solucionó lanzando el caballo contra los muros del portal de San Gio-

rriba muros y los atraviesa para irse a la sociedad. Tesis tras tesis sobre la miseria de la psiquiatría, con intención soterrada, sin ideología, pero con método, te sitúas en el interior y en el exterior, entre el yo y el nosotros, entre la cura y la apertura comunicativa, entre clínica-hospital y políticas públicas, entre el cuerpo segregado y enfermo y el cuerpo social. Así sacaste a Marco Cavallo al mundo.

3. Con «una práctica en espera de teoría» que se revela —buscando como en cada texto la fórmula que le da la vuelta— allí donde afirmas que «la teoría en Basaglia, como en Gramsci, es una reflexión sobre la realidad y la comprensión de los mecanismos de su propia transformación». Y afirmas, consciente de ello, que el «existencialismo gramsciano» funda la singularidad del pensamiento de Basaglia. Colocas así a Marco Cavallo en esa larga deriva de la historia del siglo XX que va de Braudel a Polanyi, desde *La gran transformación* hasta nuestros días, a propósito del binomio «realidad-transformación» que citas, del que sostengo que entre economía y política debería estar la sociedad, igual que, en tu opinión, entre psiquiatría y política hay que poner a la sociedad en el medio. Y para darle a Gramsci lo que es de Gramsci, y al texto suyo que me has hecho recordar, *Americanismo y fordismo*, que explora la mutación antropológica del fordismo sobre el sujeto, ese existencialismo crítico que pones como ejemplo, en el ensayo sobre el diagnóstico, las correlaciones con el control social ejercido sobre las mujeres independientes y puestas a trabajar como obreras, sexualmente activas y no insertas en un contexto familiar, diagnosticadas entonces, en los albores del fordismo, como psicópatas.

4. Pasión y radicalidad que, en estos días de la ideología de las no ideologías, podría marcarnos a ti, a mí y a este mismo libro como un texto ideológico. Ocurre a propósito de las referencias

---

vanni, iniciando así una marcha reivindicativa por la ciudad: «Marco Cavallo se va al mundo», se convirtió en un símbolo de las ideas de F. Basaglia y de la reclamación de los derechos de los pacientes del manicomio. *(N. del T.)*

del primer Basaglia al pensamiento fenomenológico alemán, cuando el búho de Minerva ve todas las vacas grises. En esto ahonda precisamente tu tesis sobre la distorsión del pensamiento de Franco Basaglia en la bibliografía internacional: Basaglia antipsiquiatra, Basaglia ideólogo, Basaglia filántropo. Afirmas, razonándolo, que es un «Basaglia científico para nada ideólogo» que elabora un protocolo de investigación que hace de Marco Cavallo en Gorizia, Parma, Trieste, laboratorios no de ideología, sino de una idea. Una idea, precisamente, opuesta a la que tú defines como la *british distorsion*, que, simplifico, no acepta poner en medio a la sociedad, rechaza el recorrido tuyo y vuestro que, partiendo de la antropología y de la fenomenología del enfermo y de su subjetividad perdida, no se detiene ahí y va más allá al adentrarse en el binomio «realidad-transformación».

5. No se trata de un ideólogo o un filántropo, sino de una figura evolutiva de la escuela fenomenológica existencialista europea. Y va más allá: partiendo de la escucha y de la empatía psiquiatra-paciente, con la subjetividad del yo, se lanza hasta el nosotros, entendido como «hacer comunidad» y, una vez derribados los muros de la segregación y del estigma, se pregunta por la sociedad y por las políticas públicas. Reencontrándote y reencontrándonos en aquella sociología fenomenológica que, partiendo de las historias de vida y de la búsqueda de lo real, pasa a la investigación-obra para transformar, hoy se interroga sobre la sociedad líquida, la sociedad del fragmento, la sociedad circular poderosa en los medios y débil en los fines y en la cohesión. El problema de las disciplinas. Podría titular contigo una reseña sobre la pobreza de la sociología. Reflexión ya experimentada con Eugenio Borgna, el último grande de la escuela fenomenológica italiana, cuando nos enfrentamos en un libro y en el hecho de titularlo *Elogio de la depresión*. Quería añadir, de manera tímida pero radical: «deprimidos de todo el mundo uníos», a propósito del «existencialismo gramsciano»; escuchar, sentir unidos las voces de las vidas minúsculas, convertir los susurros y los lamentos en voces de la comunidad, hacer investigación-obra para cam-

biar la sociedad y las políticas públicas… todo ello metodologías científicas de un protocolo basagliano psicosocial que ha enseñado mucho a las ciencias sociales. Una metodología válida para ambos, querido Benedetto: el margen que se hace centro.

6. La verdadera cuestión es la que planteas de inmediato cuando citas al clásico de los clásicos, Lévi-Strauss, y sus dos tipos de sociedades: las antropoémicas, basadas en el rechazo de los indeseables, el margen que se hace gueto, y las antropofágicas, que intentan escuchar e incluir. De aquí, hablando de la pobreza de la psiquiatría, tu afirmación, al avanzar lo moderno, respecto de no haber resuelto su relación con el contexto social y con la exclusión. Es la biopolítica, como nos ha enseñado otro grande, Michel Foucault, partiendo de la prisión y del manicomio, analizando la microfísica de los poderes en la sociedad, la medicina, el hospital y la clínica incluida. Microfísica de los poderes que tú descompones y recompones al analizar los falsos dilemas; de ahí la pobreza de la psiquiatría: biológico *frente a* psicobiológico *frente a* bio-psico-social; psicofármacos *frente a* psicoterapia *frente a* prácticas de inclusión social y rehabilitación social; hospital psiquiátrico *frente a* hospital general *frente a* servicios territoriales.

7. Falsos dilemas en los que ahondas, con diez ensayos escritos, sacando a Marco Cavallo al mundo, a los poderes de la industria farmacéutica y del *marketing*, del diagnóstico dominante y omnívoro para el que todo es «psico» y nada es «socio», erradicando así culturas y diferencias. ¿Acaso no es lo que pasa si volvemos la mirada a la fenomenología de las migraciones en esta inhumana y nada científica clasificación de prófugos de la guerra, migrantes por el clima, por el hambre, económicos, etnias, género y una interminable lista? Todo junto, aunque sin plantear el tema de la ciudadanía y los sistemas sanitarios centrados en la persona, y, al hablar de migraciones, sociedades en las que reconocer al otro y conocerse uno mismo. Planteas el tema de la ciudadanía, que abre la cuestión de hacer una comunidad de cura, que convierte a la sociedad en laboriosa e inquieta por las políticas públicas, entrelazando el *welfare* con la *welfare community*.

Es radicalidad moderada, basada en experiencias de comunidades concretas, lo que te hace decir en cierto momento que bastaría un poco de sentido común y de prácticas consecuentes para evitar la pobreza de la psiquiatría. Cuestión no banal cuando los saberes han perdido el sentido común y cuando son hegemonizados por la triste ciencia en que se ha convertido la economía, que ha roto la relación entre lo útil y el sentido.

8. El sentido y lo útil son dos polaridades siempre presentes en tus diez ensayos, tanto cuando lo útil deviene en voraz beneficio y *marketing* de las compañías farmacéuticas, como cuando se convierte en un furor clasificador de disciplina vertical que ha perdido su horizontalidad de escucha. De escuchar a quien ha perdido su propia sombra y, para encontrar de nuevo sentido —ya que la identidad no solo está en el yo, sino también en la relación con el nosotros—, de la escucha se pasa a la identidad relacional en la comunidad y, por último, al salto que afrontas en el ensayo sobre discapacidad mental y habilitación para la ciudadanía. No creo que sea casual que ambos, originarios de un valle alpino, nos hayamos encontrado de nuevo en la Casa della Carità de Don Colmegna, en Milán, lugar margen que se volvió centro en el que se cuestiona cómo habilitar a la ciudadanía, la multitud del malestar y de los condenados de la tierra, en la búsqueda de sentido.

9. De ti, que te ibas con Marco Cavallo al mundo, me hablaba en la década de 1990 Camillo De Piaz; de ti, que con el Istituto Mario Negri y Gianni Tognoni actuabas en América Latina. Anticipadora, al mencionar un salto de época, tu reflexión sobre la salud mental global. Reto de la Conferencia de Caracas organizada en 1990, que tenía como objetivo hacer pasar a Marco Cavallo más allá de los muros de los manicomios, afirmando los derechos de los pacientes y exigiendo formas políticas públicas adecuadas. De ahí, un movimiento de sentido, nacido en aquella parte del mundo en la que también se negaba lo útil para sobrevivir. Vendrían después de los movimientos no globales, de aquel movimiento global de la salud mental y de aquella declaración

de Caracas, una serie de encuentros con los poderes, con publicaciones, éxitos y fracasos que te vieron como protagonista. Das cuenta de ello en tu relato del trabajo de Sísifo, que suponía «llevar al Parlamento» desde 1990 hasta hoy, la voz y el crecimiento de los movimientos de salud mental a favor de servicios territoriales, derechos y ciudadanía. Redes que continúas alimentando con tu trabajo en la Fundação Calouste Gulbenkian, de Lisboa. Con una piedra angular que comparto, citando a Beccattini, que ha ahondado, como Sebregondi y Balbo, a quienes mencionas, en los recorridos de la economía social y de mercado: domesticar las transnacionalizaciones y/o la globalización desde abajo, partiendo de los territorios y los sujetos sociales. Es de nuevo la oscilación metodológica del péndulo del margen que se va al centro.

10. De ahí tu mirada global, que hace que el libro sea un rico *remapping* del estado de la cuestión de los movimientos desde abajo en la horizontalidad de las redes sociales —me atrevería a decir «de los múltiples sentidos»—, que, solo años después, otros examinarán como dinámicas de un imperio de geografía política y global o como nueva geografía funcional de los flujos. Una recolección de personalidades y de comunidades concretas débiles, pero resilientes, desde las Américas a China, del Lejano Oriente a Oriente Medio, a África, con rastros de aquel local Marco Cavallo de Trieste, llegando luego a proponer tres ámbitos en los que es necesario actuar entre realidad y transformación: la pobreza, las ciudades, las migraciones. Son los muros que aún deben ser cruzados para redescubrir la «capacitación» (Amartya Sen), enfrentarse con la pobreza para evitar la propia de la psiquiatría y de las ciencias sociales, con las ciudades cada vez más desafiadas por jóvenes marginales, por los comportamientos de personas presas del malestar y los comportamientos reales o percibidos de las comunidades de migrantes, planteando siempre el tema de la ciudadanía y de los derechos. Un camino y un mapa de comunidades concretas para tener juntos un sentido y una utilidad: en el habitar, en el intercambiar identidades, y producir e intercam-

biar bienes y valores, desinstitucionalización de los servicios del *welfare* y *welfare community* y empresa social. Rutas «para recuperar un sueño colectivo que hace tiempo parece roto y derrotado». Entregas este libro como un camino heterotópico de la formación de los jóvenes.

11. Heterotopías de lo posible con las que desafías a la psiquiatría a confrontarse consigo misma. Es un libro desafiante, útil, que interroga la realidad en transformación. Como última nota al margen, a propósito de las heterotopías, que no son más que utopías descargadas en el suelo por nuestra capacidad de acción, las comunidades concretas en mi propio lenguaje, he recogido algún rastro utópico; en tu breve ensayo sobre Freud y la imposibilidad de una criminología psicoanalítica, pasando por Dostoyevski y *Los hermanos Karamázov,* donde, adiestrándote en la separación entre orden jurídico, papel de la pena y orden psicoanalítico y psiquiátrico de la cura, nos regateas por un lado y nos entregas una utopía: imaginar una pena y una cura sin instituciones que las contengan. Un mundo sin cárceles, guetos, enclaves, instituciones totales; un mundo de la cura sin manicomios, pero de comunidades posibles: la isla de la utopía que seguimos buscando juntos con nuestra amistad *a priori*.

Bibliografía

Alonso, J., Chatterji, S. y He, Y., *The Burdens of Mental Disorders: Global Perspectives from the WHO World Mental Health Surveys*, Cambridge, Cambridge University Press, 2013.

Andreasen, N., «Changing Boundaries in Psychiatry», *The Lancet* 354 (2000).

Andrews, G., «The changing nature of psychiatry», *Australian & New Zealand Journal of Psychiatry* 25 (1991).

Angell, M., «Big Pharma, Bad Medicine», *Boston Review,* Forum, 1 de mayo de 2010.

Araya, R., Rojas, G., Fritsch, R., Gaete, J., Rojas, M., Simon, G. y Peters, T. J. «Treating depression in primary care in low-income women in Santiago, Chile: a randomised controlled trial», *The Lancet* 361 (2003).

—, Lewis, G., Rojas, G. y Fritsch, R., «Education and income: which is more important for mental health?», *Journal of Epidemiology & Community Health* 57 (2003).

Associazione SocietàINformazione (ed.), *Rapporto sui Diritti Globali*, Roma, Ediesse, 2012.

Balbo, F., *Ricerca sulle condizioni metafisiche ed etiche dello sviluppo umano*, Roma, Marves, 1960.

Barbato, A., Terzian, E., Saraceno, B., Montero Barquero, F., y G. Tognoni, «Patterns of aftercare for psychiatric patients discharged after short inpatient treatment: an Italian collaborative study», *Social Psychiatry and Psychiatric Epidemiology* 27 (1992).

Barbui, C. y Saraceno, B., «Closing forensic psychiatric hospitals in Italy: a new revolution begins?», *The Royal College of Psychiatrists* 206 (1 de junio de 2015).

Basaglia, F., *Scritti I (1953-1968). Dalla psichiatria fenomenologica all'esperienza di Gorizia*, Turín, Einaudi, 1981.

—, *Scritti II (1968-1980). Dall'apertura del manicomio alla nuova legge sull'assistenza psichiatrica*, Turín, Einaudi, 1982.

—, *Conferenze brasiliane*, Milán, Cortina Editore, 2000.

Binswanger, L., *Per un'antropologia fenomenologica*, Milán, Feltrinelli, 2007.

Blendon, R. J., Schoen, C., Desroches, C., Osborn, R. y Zapert, K., «Common Concerns Amid Diverse Systems: Health Care Experiences in Five Countries», *Health Affairs* 22 (2003).

Brown, G. W. y Harris, T., *Social Origins of Depression: A Study of Psychiatric Disorder in Women*, Londres, Tavistock, 1978.

Brown, P., *Mental Health Care and Social Policy*, Boston, Routledge & Kegan Paul, 1985.

—, «The name game: toward a sociology of diagnosis», *The Journal of Mind and Behaviour* 11 (1990).

Bruce, M. L., Takeuchi, D. T. y Leaf, P. J., «Poverty and psychiatric status — longitudinal evidence from the New Haven Epidemiologic Catchment Area Study», *Archives of General Psychiatry* 48 (1991).

Casa della Carità di Milano y Fondazione Santa Clelia di Bologna, Gruppo interregionale «Casa della salute», *Verso un welfare di comunità sostenibile: la sfida possibile delle Case della Salute/Case della Comunità. Relazione alla Commissione Salute del Senato*, febrero de 2017. Texto no publicado.

Casula, C. F. (ed.), *Credere nello sviluppo sociale: la lezione intellettuale di G. Ceriani Sebregondi*, Roma, Edizioni Lavoro, 1990.

Chan, D. W., «The Chinese version of the General Health Questionnaire: Does language make a difference?», *Psychological Medicine* 15 (1 de febrero de 1985).

Ciompi, L., «Is chronic schizophrenia an artifact? Arguments and counter-arguments», *Fortschr Neurol Psychiatr Grenzgeb* 48 (3 de mayo de 1980).

—, DAUWALDER, H. P., MAIER, C. y AEBI, E., «The pilot project Bern in treatment of acute schizophrenic patients. Conceptual principles, practical realisation, clinical experiences», *Nervenarzt* 62 (1993).

COGLIATI DEZZA, M. G., DA COL, P., GHIRETTI, M., DEGRASSI, M., SPANÒ, M., FRAGIACOMO, M., PIANCA, A., ALTOMARE, O., PAOLETTI, F., IANDERCA, B., RUSGNACH, C. y ROTELLI, F., «Il "Progetto Microaree" nei distretti di Trieste. Azioni innovative per una salute globale in una rivisitazione operativa delle cure primarie», *Sistema Salute* 56 (2012).

COLLERTON, D., «Psychotherapy and brain plasticity», *Frontiers in Psychiatry* 4 (2013).

COOPER, M., *Essential Research Findings in Counselling and Psychotherapy*, Londres, Sage, 2008.

CONTRI, G., *Lavoro dell'inconscio e lavoro psicoanalitico*, Milán, Edizioni Sic, 1985.

DALGARD, O. S. *et al.*, «Education, sense of mastery and mental health: results from a nation wide health monitoring study in Norway», *BMC Psychiatry*, 22 de mayo de 2007.

DE LEONARDIS, O., *Il terzo escluso*, Milán, Feltrinelli, 1990.

—, MAURI, D. y ROTELLI, F., *L'impresa sociale*, Milán, Anabasi, 1994.

DOHRENWEND, B. P., «Socioeconomic status and psychiatric disorders: an update on the social causation—social selection issue», en *Epidemiologia e Psichiatria Sociale* 2 (1993).

— y DOHRENWEND, B. S., «Social and cultural influences on psychopathology», *Annual Review Psychology* 25 (1974).

— y —, *Social Status and Psychological Disorders: A Causal Inquiry*, Nueva York, John Wiley and Sons, 1969.

—, LEVAV, I., SHROUT, P. E., SCHWARTZ, S., NAVEH, G., LINK, B. G., SKODOL, A. E. y STUEVE, A., «Socioeconomic Status and Psychiatric Disorders: The Causation - Selection Issue», *Science* 21 (21 de febrero de 1992).

ENGEL, G. L., «The need for a new medical model: a challenge for biomedicine», *Science* 8 (1977).

EISENBERG, L., «Mindlessness and brainlessness in psychiatry», *The British Journal of Psychiatry* 148 (1986).

—, «Psychiatry and human rights: welfare of the patient is in first place. Acceptance speech for the Juan José López Award», *Psychiatria Danubina* 3 (21 de septiembre de 2009).

FARMER, A.E., WESSELY, S., CASTLE, D. y McGUFFIN, P., «Methodological issues in using polydiagnostic approach to define psychotic illness», *The British Journal of Psychiatry* 151 (1993).

FERRARA, M. *et al.*, *Abitare la follia. Percorsi riabilitativi in psichiatria: atti del Convegno nazionale e delle Conferenze*, Florencia, Editore Regione Toscana, 1994.

FINK, P. J., «Is "biopsychosocial" the psychiatric shibboleth?», *The American Journal Psychiatry* 145, septiembre de 1988.

FOOT, J., *La «Repubblica dei matti». Franco Basaglia e la psichiatria radicale in Italia, 1961-1978*, Milán, Feltrinelli, 2014.

FREUD, S., *Opere 1905-1908*, vol. V, Turín, Boringhieri, 1972 [trad. cast.: *Obras completas*, 3 vols., Madrid, Biblioteca Nueva, 1967-1968).

—, *Opere 1912-1914*, vol. VII, Turín, Boringhieri, 1972.

—, *Opere 1915-1917*, vol. VIII, Turín, Boringhieri, 1972.

—, *Opere 1924-1929*, vol. X, Turín, Boringhieri, 1972,

—, *Opere 1930-1938*, vol. XI, Turín, Boringhieri, 1972.

FRIEDMAN, J. y THOMAS, D. , «Psychological health before, during, and after an economic crisis: results from Indonesia, 1993-2000», *World Bank Economic Review* 23 (2008).

FU, D., FU, H., McGOWAN, P., SHEN, Y. E., ZHU, L. y YANG, H., «Implementation and quantitative evaluation of chronic disease self-management program in Shangai, China: randomized controlled trial», *Bulletin of the World Health Organization* 81 (2003).

FULLER TORREY, E., KENNARD, A. D., ESLINGER, D., LAMB, R. y PAVLE, J., *More Mentally Ill Persons Are in Jails and Prisons than in Hospitals: A Survey of the States*, Arlington, Treatment Advocacy Center / National Sheriffs' Association, mayo de 2010. Accesible en http://www.treatmentadvocacycenter.org/storage/documents/final_jails_v_hospitals_study.pdf

GEDDES, J., FREEMANTLE, N., HARRISON, P. y BEBBINGTON, P., «Atypical antipsychotics in the treatment of schizophrenia: systematic overview and meta-regression analysis», *PMC* 321 (2 de diciembre de 2000).

GIANNICHEDDA, M. G., *Transition: British and Italian Experiences*, Londres, Pluto, 1988.

GOMBROWICZ, W., *Ferdydurke,* Milán, Feltrinelli, 1991 [trad. cast.: *Ferdydurke*, Barcelona, Seix Barral, 2003].

GOULD ELLEN, I. y FLAHERTY, O. B., *How to House the Homeless*, Nueva York, Russell Sage Foundation, 2010.

GUILÉ, J. M., «La schizophrenie existe elle sous toutes les latitudes?», *L'information Psychiatrique* 65 (1989).

HOLZER, C. E., SHEA, B. M. y SWANSON, J.W., «The increased risk for specific psychiatric disorders among persons of low socio-economic status», *The American Journal of Social* Psychiatry 4 (1986).

HOLLINGSHEAD, A. y REDLICH, F., *Poverty, Socioeconomic Status, and Mental Illness*, Nueva York, Wiley, 1958.

HONG, J., KNAPP, M. y McGUIRE, A., «Income-related inequalities in the prevalence of depression and suicidal behaviour: a 10-year trend following economic crisis», *World Psychiatry* 10 (2011).

HOPKINS, S., «Economic stability and health status: evidence from East Asia before and after the 1990s economic crisis», *Health Policy* 75 (2006).

HUSAIN, N., CREED, F. y TOMENSON, B., «Depression and social stress in Pakistan», *Psychological Medicine* 30 (2000).

HYMAN, S. E., «The millennium of mind, brain, and behavior», *Archives of General Psychiatry* 57 (2000).

JABLENSKY, A., «The long and winding road of schizophrenia research», *Epidemiologia e psichiatria sociale* 14 (2005).

JASPERS, K., *La filosofia dell'esistenza*, Milán, Bompiani, 1940 [trad. cast.: *Filosofía de la existencia, tres lecciones explicadas en la Freien Deutschen Hochstift, de Frankfurt del Meno en septiembre de 1937,* Madrid, Aguilar, 1974].

JERVIS, G., *Il buon rieducatore*, Milán, Feltrinelli, 1977 [trad. cast.: *El buen reeducador: escritos sobre el uso de la psiquiatría y el psicoanálisis,* Barcelona, Grijalbo, 1979].

JONES, K. y POLETTI, A., «The mirage of a Reform», *New Society* 1137 (1984).

— y —, «Understanding the Italian Experience», *The British Journal of Psychiatry* 146 (1985).

— y —, «The Italian transformation of the Asylum: a commentary and review», *International Journal of Mental Health* 14 (1985).

— y —, «The Italian experience reconsidered», *The British Journal of Psychiatry* 148 (1986).

KERTESZ, S. G., CROUCH, K., MILBY, J. B., CUSIMANO, R. E. y SCHU-MACHER, J. E., «Housing First for Homeless Persons with Active Addiction: Are we overreaching?», *The Milbank Quarterly* 87 (2009).

KESSLER, R. C., DEMLER, O., FRANK, R. G., OLFSON, M., PINCUS, H. A., WALTERS, E. E., WANG, P., WELL, K. B. y ZASLAVSKY, A. M., «Prevalence and treatment of mental disorders, 1990 to 2003», *The New England Journal of Medicine* 352 (16 de junio de 2005).

KIRSH, I., DEACON, B. J., HUEDO-MEDINA, T. B., SCOBORIA, A., MOORE, T. J. y JOHNSON, B.T., «Initial Severity and Antidepressant Benefits: A Meta-Analysis of Data Submitted to the Food and Drug Administration», PLOS *Medicine*, 26 de febrero de 2008.

KLEINMAN, A., «Culture, bereavement, and psychiatry», *The Lancet* 379 (18 de febrero de 2012).

—, *Writing at the Margin*, Berkeley, University of California Press, 1995.

LAING, R. D., *La politica dell'esperienza e L'uccello del paradiso*, Milán, Feltrinelli, 1968 [trad. cast.: *La política de la experiencia. El ave del paraíso*, Barcelona, Crítica, 1978].

—, *L'Io diviso*, Turín, Einaudi, 1969 [trad. cast.: *El yo dividido: un estudio sobre la salud y la enfermedad*, México, Fondo de Cultura Económica, 1964].

—, *L'io e gli altri. Psicopatologia dei processi interattivi*, Florencia, Sansoni Editore, 1988 [trad. cast.: *El yo y los otros*, México, Fondo de Cultura Económica, 1974].

LACAN, J., *Della psicosi paranoica nei suoi rapporti con la personalità seguito da Primi scritti sulla paranoia*, Turín, Einaudi, 1980 [trad. cast.:

De la psicosis paranoica en sus relaciones con la personalidad: seguido de Primeros escritos sobre la paranoia, México, Siglo XXI, 1979].

LANDRA, S., RAVAZZINI, M., GEROMINI, E., JACCHETTI, G. y ARDUINI, L., «La Casa della Salute è Casa della Comunità Strategie di innovazione per il benessere delle persone vulnerabili», *Ricerca&Pratica* 33 (2017).

LÉVI-STRAUSS, C., *Tristi Tropici*, Milán, il Saggiatore, 2008 [trad. cast.: *Tristes trópicos*, Barcelona, Paidós, 1992].

MADIANOS, M. *et al.*, «Depression and economic hardship across Greece in 2008 and 2009: two cross-sectional surveys nationwide», *Social Psychiatry and Psychiatric Epidemiology* 46 (2011).

MANNHEIM, H., *Trattato di criminologia comparata*, vol. I, Turín, Einaudi, 1975.

MARTIKAINEN, P. *et al.*, «Effects of income and wealth on GHQ depression and poor self-rated health in white collar women and men in the Whitehall II study», *Journal of Epidemiology and Community Health* 57 (2003).

MCCRORY, E., DE BRITO, S. A. y Viding, E., «The impact of childhood maltreatment: A review of neurobiological and genetic factors», *Frontiers in Psychiatry* 2 (2011).

MERLEAU-PONTY, M., *Signes*, París, Gallimard, 1960 [trad. cast.: *Signos*, Barcelona, Seix Barral, 1964].

MOLODYNSKI, A., RUGKÅSA, J. y BURNS, T., *Coercion in Community Mental Health Care*, Oxford, Oxford University Press, 2016.

NARAYAN, D., *Voices of the Poor: Can Anyone Hear Us?*, Nueva York, Oxford University Press, 2000 [trad. cast.: *¿Hay alguien que nos escuche?*, Madrid, Mundi-Prensa, 2000].

OLIVARIUS, N. F., BECK-NIELSEN, H., ANDREASEN, A., HORDER, M. y PEDERSEN, P. A., «Randomised controlled trial of structured personal care of type 2 diabetes mellitus», *BMJ* 323 (2001).

ORGANIZACIÓN PANAMERICANA DE LA SALUD (OPS), «Reestructuración de la atención psiquiátrica: bases conceptuales y guías para su implementación», Washington, OPS / Istituto Mario Negri, 1991.

PATEL, V. y PRINCE, M., «Global Mental Health: A New Global Health Field Comes of Age», *JAMA* 303 (2010).

—, SARACENO, B. y KLEINMAN, A., «Beyond evidence: the moral case for international mental health», *The American Journal of Psychiatry* 163 (2006).

—, ARAYA, R., DE LIMA, M., LUDERMIR, A. y TODD, C., «Women, poverty and common mental disorders in four restructuring societies», *Social Science and Medicine* 49, diciembre de 2009.

— y KLEINMAN, A., «Poverty and common mental disorders in developing Countries», *Bulletin of the World Health Organization*, 81 (2003).

—, WEISS, H., CHOWDHARY, N., NAIK, S., PEDNEKAR, S., CHATTERJEE, S., DE SILVA, M., y BHAT, B., «Effectiveness of an intervention led by lay health counsellors for depressive and anxiety disorders in primary care in Goa, India (MANAS): a cluster randomised controlled trial», *The Lancet* 376 (2010).

PETERSEN, I., LUND, C., BHANA, A. y FLISHER, A., «A task shifting approach to primary mental health care for adults in South Africa: human resource requirements and costs for rural settings», *Health Policy Plan* 27 (2012).

POWER, C. y MANOR, O., «Explaining social class differences in psychological health among young adults: a longitudinal perspective», *Social Psychiatry and Psychiatric Epidemiology* 27 (1992).

PRIEBE, S., FROTTIER, P., GADDINI, A., KILIAN, R. *et al.*, «Mental health care institutions in nine European countries 2002 -2016», *Psychiatric Services* 59 (2008).

RAVAZZINI, M. y SARACENO, B., *Souq 2010. Governare confusioni urbane*, Milán, il Saggiatore, 2010.

—, *Resistenze urbane*, Milán, il Saggiatore, 2011.

—, *Salute urbana*, Milán, il Saggiatore, 2014.

ROTELLI, F., *Per un'impresa sociale,* Relazione Introduttiva al Convegno «L'impresa sociale» Palazzo delle Facoltà Umanistiche dell'Università, Parma 1991.

—, *Per la normalità*, Mantua, Microtesti Collana Dentro Fuori, 2005.

RUTTER, M., COX, A., TUPLING, C., BERGER, M. y YULE, W., «Attainment and adjustment in two geographical areas: the prevalence of psychiatric disorder», *British Journal of Psychiatry* 126 (1975).

—, Yule, B., Quinton, D., Rowlands, O., Yule, W. y Berger, W., «Attainment and adjustment in two geographical areas: 3. Some factors accounting for area differences», *The British Journal of Psychiatry* 126 (1975).

Santana, P., *Território e Saúde Mental em Tempos de Crise*, Coímbra, Imprensa da Universidade de Coimbra, 2015.

Saraceno, B., «Citizenship and Mental Health», *The Japanese Bulletin of Social Psychiatry* 14 (2006).

—, *Città sofferenza diritti*, Milán, Centro Studi Sofferenza Urbana, 2014.

—, *Discorso globale, sofferenze locali*, Milán, il Saggiatore, 2014 [trad. cast.: *Discurso global, sufrimientos locales: análisis crítico del movimiento por la salud mental* global, Barcelona, Herder, 2018].

—, «La "distorsion anglaise": remarques sur la réception de la pensée de Franco Basaglia», *Les Temps Modernes* 668 (2012).

—, *La fine dell'intrattenimento*, Milán, Etas, 1995 [trad. cast.: *El fin del entretenimiento. Manual de rehabilitación psiquiátrica*, Madrid, Asociación Española Neuropsiquiatría, 2015].

— y Barbui, C., «Poverty and mental illness», *The Canadian Journal of Psychiatry* 42 (1997).

—, Levav, I. y Kohn, R., «The public mental health significance of research on socio-economic factors in schizophrenia and major depression», *World Psychiatry* 4 (2005).

—, Van Ommeren, M., Batniji, R., Cohen, A., Gureje, O., Mahoney, J., Sridhar, D. y Underhill, C., «Barrieres to improvement of mental health services in low-income and middle-income countries», *The Lancet* 370 (2007).

Sashidharan, S. P. y Saraceno, B., «Is Psychiatry becoming more coercive?», *British Journal of Psychiatry*.

Senon, J. L., Jonas, C. y M. Botbol, «The new French mental health law regarding psychiatric involuntary treatment», *British Journal of Psychiatry International* 13 (2016).

Scheper-Hughes, N. y Lovell, A. M., *Psychiatry Inside-Out. Selected Writings of Franco Basaglia*, Nueva York, Columbia University Press, 1987.

STRAUSS, J. S., «Negative Symptoms: future developments of the concept», *Schizophrenia Bulletin* 11 (1985).

STUCKLER, D. *et al.*, «The public health effect of economic crises and alternative policy responses in Europe: an empirical analysis», *The Lancet* 374 (2009).

SUNDAR, M., «Suicide in farmers in India», *The British Journal of Psychiatry* 175 (diciembre de 1999).

TURNER, E. H., MATTHEWS, A. M., LINARDATOS, E., TELL, B. S. y ROSENTHAL, R., «Selective Publication of Antidepressant Trials and Its Influence on Apparent Efficacy», *New England Journal of Medicine* 358 (17 de enero de 2008).

TURNER, J., «The Fits and Misfits of People's Housing», *Royal Institute of Architects' Journal*, Londres, 1974.

TYRER, P. y KENDALL, T., «The spurious advance of antipsychotic drug therapy», *The Lancet* 373 (5 de diciembre de 2008).

UNITED NATIONS (UN), «Convention on the Rights of Persons with Disabilities», Nueva York, UN, 2006. Accesible en https://www.un.org/development/desa/disabilities/convention-on-the-rights-of-persons-with-disabilities.html

VV. AA., *Abitare la follia. Percorsi riabilitativi in psichiatria: atti del Convegno nazionale e delle Conferenze*, Florencia, Editore Regione Toscana, 1994.

VAUGHN, C. E. y LEFT, J.-P., «The influence of family and social factors on the course of psychiatric illness: A comparison of schizophrenic and depressed neurotic patients», *The British Journal of Psychiatry* 129 (1976).

VEGETTI FINZI, S., *Storia della psicoanalisi*, Milán, Mondadori, 1996.

VENTURINI, E., CASAGRANDE, D. y TORESINI, L., *Il folle reato*, Milán, Franco Angeli, 2010.

WAHLBECK, K., WESTMAN, J., NORDENTOFT, M., GISSLER, M. y LAURSEN, T. M., «Outcomes of Nordic mental health systems: life expectancy of patients with mental disorders», *The British Journal of Psychiatry* 199 (diciembre de 2011).

WATERS, H., SAADAH, F. y PRADHAN, M., «The impact of the 1997-1998 East Asian economic crisis on health and health care in Indonesia», *Health Policy and Planning* 18 (2003).

WESTERMEYER, J., «The Chinese version of the GHQ. Does language make difference?», *The American Journal of Psychiatry* 142 (1985).

WORLD HEALTH ORGANIZATION (WHO), «Schizophrenia: An International Follow-up Study», Nueva York, Wiley, 1979.

—, «International Classification of Functioning and Disability: ICIDH-2, Short Version», Ginebra, 1999.

—, «The World Health Report: 2001- Mental Health: new understanding, new hope», Ginebra, 2001.

—, «Nations for Mental Health: Final Report», Ginebra, 2002.

—, «Investing in health for economic development. Report of the Commission on Macroeconomics and Health», Ginebra, 2008.

—, «mhGAP: Scaling up care for mental, neurological, and substance use disorders», Ginebra, 2008.

—, «Investing in health for economic development. Report of the Commission on Macroeconomics and Health», Ginebra, 2008.

—, «Strategies to reduce the harmful use of alcohol: draft global strategy», informe del secretariado, 3 de diciembre de 2009.

—, «Mental health Atlas 2011», Ginebra, 2011.

—, «Risks to Mental Health: an overview of vulnerabilities and risk factors. Background paper by WHO Secretariat for the development of a comprehensive Mental Health Action Plan», Ginebra, 2012.

— y Fundaçao Calouste Gulbenkian, «Integrating the response of health systems to mental disorders and other chronic diseases», Ginebra, 2014.

WHO Regional Office for Europe, «Economic crisis, health systems and health in Europe: impact and implications for policy», Copenhague, 2012.

—, «Health policy responses to the financial crisis in Europe», Copenhague, 2012.

ZULLINO, D., HARANGOZO, J. y SARACENO, B., «Plaidoyer pour une autre psychiatrie - la psychiatrie anthropophagique», *Swiss Archives of Neurology, Psychiatry and Psychotherapy* 167 (28 de septiembre de 2016).